Wenchu Jin
Katharina Waibel

TinnitusHeilbuch

Wenchu Jin
Katharina Waibel

TinnitusHeilbuch

Das Selbstheilungs-Programm
aus dem medizinischen Qi Gong

nymphenburger

Die in diesem Buch vorgestellten Übungen sind von den Autoren und dem Verlag sorgfältig geprüft und haben sich in der Praxis bewährt. Dennoch kann keine Garantie für das Ergebnis der Übungen übernommen werden. Sie ersetzen keinesfalls eine medizinische oder psychotherapeutische Behandlung. Bei Beschwerden ist ein Arzt oder Heilpraktiker zu konsultieren. Der Verlag und die Autoren schließen jegliche Haftung für Gesundheits- sowie Personenschäden aus.

Umschlaggestaltung: Atelier Sanna, München
Umschlagmotiv: gettyimages, München
Fotos: Katharina Waibel
Satz: Walter Typografie & Grafik GmbH, Würzburg
Gesetzt aus 10/14 Optima
Druck und Binden: Offizin Andersen Nexö, Leipzig
Printed in Germany
ISBN 978-3-485-01139-6

www.nymphenburger-verlag.de

Inhalt

Hilfe bei Tinnitus

Tinnitus – ein unangenehmes bis quälendes Rauschen, Fiepen, Klingeln, Knacken oder Brummen in den Ohren, das durchgängig oder intervallartig ohne äußere Ursache auftritt – ist ein gesundheitliches Problem, unter dem zunehmend mehr Menschen leiden. Bisher konnte allerdings noch nicht gänzlich geklärt werden, was diese Ohrengeräusche verursacht, und die Schulmedizin hat bislang noch keine wirksame Behandlungsmethode gefunden.

Tinnitus ist psychisch sehr belastend

Mit psychotherapeutischen Übungen kann man lernen, mittels Training der Aufmerksamkeit „am Geräusch vorbeizuhören" und so die psychische Belastung zu vermindern. Mit speziellen Geräten kann der Ton durch andere Frequenzen überlagert und dadurch erträglicher gemacht werden. Manchmal können Physiotherapie oder Infusions-Behandlungen helfen. Häufig werden Medikamente verschrieben, die die Sauerstoffversorgung im Gehirn fördern sollen. Die lästigen Dauergeräusche bleiben leider oft trotz aller Versuche erhalten und können das Leben der Betroffenen enorm beeinträchtigen.

Neben den schulmedizinischen Lösungsversuchen gibt es jedoch einen ganz natürlichen Weg zur Heilung. Wir stellen

Ihnen in diesem Buch ein alternatives Behandlungsverfahren vor, mit dem schon vielen Tinnitus-Geplagten die Möglichkeit gegeben wurde, sich selbst zu helfen und eine Heilung oder zumindest eine deutliche Besserung der Beschwerden zu erreichen.

Qi-Gong-Übungen können Tinnitus vorbeugen, ihn lindern und heilen

Es handelt sich um eine Zusammenstellung heilsamer Qi-Gong-Übungen, die auf den Grundlagen der Traditionellen Chinesischen Medizin beruhen und auch ohne Vorkenntnisse leicht zu erlernen sind. Sie lassen sich sowohl für sich allein als auch in Verbindung mit anderen gängigen Therapieverfahren einsetzen. Zudem bilden sie auch im Vorfeld eine wirksame Methode, um das Gehör zu schützen und Tinnitus vorzubeugen.

Wer bereit ist, regelmäßig, ausdauernd und sorgfältig die folgenden Übungen auszuführen, erhält die Chance, aktiv und selbstverantwortlich am Heilerfolg mitzuwirken.

„Ein plötzlicher Hörsturz mit lautem Ohrgeräusch (Tinnitus aurium) aufgrund extremer Stresseinwirkung, den ich sechs Monate nach der Übernahme einer großen hausärztlichen Praxis erlitt, zeigte mir meine Grenzen und die Grenzen der Schulmedizin auf, die aus Infusionen, Tablettengabe und Cortison bestand.

Die Begegnung mit Herrn Wenchu Jin war für mich eine schicksalhafte Fügung. Seine Erklärung für meine Beschwerden war, dass der Fluss meiner Lebensenergie, meines „Qi", blockiert war und dies meinen Tinnitus verursacht hatte. Eine Begründung, die meinem medizinisch-ganzheitlichen Denken sehr entgegenkam.

Die intensiven Qi-Gong-Übungen, die mir Herr Jin beibrachte, führten bereits nach drei Wochen zu einer allmählichen Abschwächung des quälenden Geräuschs, bis es schließlich ganz verschwand und ich mich zudem noch insgesamt viel leistungsfähiger fühlte. Das medizinische Qi Gong ist seither ein wichtiger Bestandteil meines Lebens. Bis heute bin ich Herrn Jin zu tiefem Dank verpflichtet.

Ich wünsche mir, dass viele Patienten, die dem quälenden Tinnitus ausgesetzt sind, mit dem vorliegenden Buch neben der klassischen Schulmedizin auch einen alternativen Weg gewiesen bekommen, der – intensives Üben vorausgesetzt – zur Besserung oder zum völligen Verschwinden der Beschwerden führen kann."

Dr. med. Awender, Trier 2006

(Internist und Spezialist für Naturheilverfahren, Homöopathie, Akupunktur, Alternative Schmerztherapie)

Die Lebensenergie Qi

In der Traditionellen Chinesischen Medizin dreht sich alles um das Qi. Qi ist in allem, was uns umgibt, in Himmel und Erde, in allem Leben. Qi ist die treibende Kraft allen Seins, unsere Lebensenergie. Ein chinesisches Sprichwort besagt: Die Menschen leben im Qi wie die Fische im Wasser.

Wissenschaftler in Shanghai und Beijing haben herausgefunden, dass das Qi konkret und messbar ist. Offensichtlich stellt es eine Art Energie mit tiefer Schwingung dar, vergleichbar mit Elektrizität oder Magnetismus. Das Qi hat auch eine Art von Strahlung, die man im Infrarot-Bereich sichtbar machen kann, doch hat die Forschung auf diesem Gebiet gerade erst begonnen.

Der menschliche Körper ist durchzogen von einem dreidimensionalen Netz von Leitbahnen. Diese Leitbahnen werden Meridiane genannt. Entlang der Meridiane durchströmt das Qi den Körper. Der Hauptspeicher für das Qi ist das untere Dantien, ein Bereich, der etwa eine Handbreit unterhalb des Bauchnabels liegt. Das Qi wird im Dantien angesammelt und fließt von dort aus entlang der Meridiane durch den ganzen Körper, stärkt die inneren Organe und sorgt für deren optimales Funktionieren.

Das Qi stärkt die Organe und ihre Funktionen

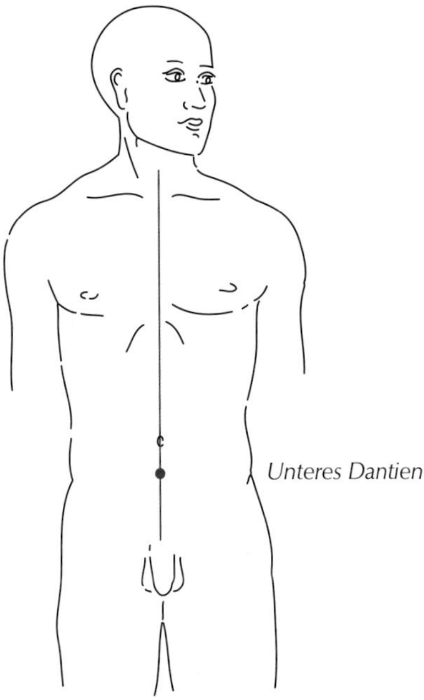

Bestimmten Bereichen auf den Energieleitbahnen kommt eine besondere Bedeutung zu. An einigen dieser Stellen betritt und verlässt das Qi den Körper, es findet ein stetiger Energieaustausch mit der Umgebung statt. Bekannt sind sie hierzulande als „Akupunkturpunkte", da bei einer Behandlung mit Akupunktur dort die Nadeln gesetzt werden, um regulierend in den Energiehaushalt einzugreifen. Doch nicht nur durch die Nadeln des Arztes, auch durch das Ausführen bestimmter Bewegungen und die damit verbundenen Muskelkontraktionen und Dehnungen, durch Atemtechniken, bestimmte Klänge und Massage, auch durch gelenkte Aufmerksamkeit können diese Bereiche stimuliert werden. In einem gesunden Körper kann das Qi ungestört zirkulieren. Dabei aktiviert und harmonisiert es innere Prozesse, die größtenteils unbewusst stattfinden, dazu gehören z.B. der Blutkreislauf oder das Verdauungssystem sowie Entgiftungs- und Reinigungsprozesse. Fließt das Qi ungestört, fühlt man sich frisch, kräftig und energiegeladen und ist widerstandsfähig gegen Krankheiten und emotionale Belastungen.

Das Qi muss frei fließen können

Das Dantien ist wie ein Staudamm, die Meridiane sind wie Flüsse und Bäche. Anhand dieses Bildes lässt sich auch leicht verstehen, warum das ungestörte Fließen des Qi so wichtig ist. Mangelt es dauerhaft an Wasser, kann der Strom versiegen, alles verdorrt nach und nach. Ist der Strom blockiert, kommt es zu einem Überschuss an Wasser, der Fluss tritt über die Ufer und überschwemmt das Umland.

Wenn die Lebensenergie nachlässt, merkt man das sofort. Man wird müde, kann sich nicht mehr richtig konzentrieren und die Leistungsfähigkeit lässt nach. Eine Blockade oder ein Nachlassen des Qi-Flusses kann seine Ursachen z.B. in schlechter Ernährung, Stress, aber auch in negativen Emotionen haben.

Alle Heilmethoden der chinesischen Medizin haben das Ziel, das Qi bei Blockaden wieder zum Fließen zu bringen.

Mit Qi Gong zur Ruhe kommen

In der westlichen Schulmedizin gilt mangelnde Durchblutung in den feinen Kapillaren des Ohres, z.B. durch einen plötzlichen Blutdruckabfall, als eine Hauptursache für die Entstehung von Ohrgeräuschen. Eine fehlerhafte Reizübertragung vom Ohr in die höheren Hirnregionen hat zur Folge, dass Geräusche wahrgenommen werden, für die es keine erkennbare äußere Ursache gibt.

Häufige Auslöser für den Tinnitus sind Ohrenentzündung, Hörsturz, Morbus Menière (Drehschwindel-Krankheit), aber auch Probleme mit der Halswirbelsäule, dem Zahn-Kiefer-Bereich oder Organerkrankungen. Als besonders wichtige Auslöser gelten psychischer Stress und großer Lärm.

Die Traditionelle Chinesische Medizin geht in ihrem Erklärungsansatz noch einen Schritt weiter. Die Sinne bzw. Sinnesorgane sind energetisch jeweils einem Organ in der Körpermitte zugeordnet. Für das einwandfreie Funktionieren des jeweiligen Sinnes ist es notwendig, dass im entsprechenden Organ das Qi ausgeglichen ist. Ist die Harmonie des Qi in den entsprechenden Organen gestört, kann es zu Erkrankungen kommen.

In den Organen muss das Qi ausgeglichen sein

Fünf Organe und ihre Fenster im Gesicht

Leber – Augen
Herz – Mund/Zunge
Magen/Milz – Zunge
Lunge – Nase
Nieren – Ohren

Das Qi des Hörsinnes wird also vor allem aus den Nieren gespeist. Auch die Leber hat als Nebenorgan der Nieren eine wichtige Bedeutung.

Das Auftreten des Tinnitus hat meist eine längere Vorgeschichte: Umweltbelastungen, wie andauernder Stress, erschöpfen das Nieren-Qi und belasten auch den Energiehaushalt in der Leber.

Stress greift das Nieren-Qi an und kann zu Tinnitus führen

Bildhaft gesprochen erkennen wir dies in Redewendungen wie von der „Laus, die einem über die Leber läuft" oder wenn einem etwas Unangenehmes „an die Nieren" geht.

Müdigkeit, Erschöpfung, Gereiztheit gelten in der Traditionellen Chinesischen Medizin als ernst zu nehmende Anzeichen für eine bereits bestehende Behinderung des Qi-Flusses. Wenn der Qi-Fluss der Nieren gestört ist, wird auch die Zirkulation des Blutes im Ohr behindert, denn das Blut folgt dem Qi. Besteht eine solche Vorbelastung, kann ein besonderes Stressereignis den Tinnitus auslösen. Dies kann auch dann der Fall sein, wenn Medikamente wie Antibiotika eingenommen werden, bei denen die Nieren durch den Entgiftungsprozess stark gefordert sind.

Die Grundvoraussetzung der Traditionellen Chinesischen Medizin für eine Heilung bei Tinnitus ist dementsprechend die Arbeit mit dem Qi: Der Qi-Vorrat muss wieder aufgefüllt, die Lebensenergie wieder zum Fließen gebracht werden. Die Übungen des medizinischen Qi Gong (Qi = Lebensenergie, Gong = stetiges Üben) haben sich dabei besonders bewährt, da sie eine direkte Wirkung auf den Organismus haben. Mit Qi Gong werden Blockaden im Qi-Strom gelöst und der Qi-Vorrat erhöht. Der Übende lernt, sein Qi zu fühlen, zu vermehren, zu stärken und gezielt zu leiten.

Qi Gong befreit von Blockaden

Unterstützend sollten Sie auf eine gesunde Ernährung und viel frische Luft achten.

Das Qi-Gong-Übungsprogramm

Der Aufbau des Übungsprogramms

Unser Übungsprogramm zur Linderung und Heilung von Tinnitus besteht aus fünf Teilen. Die beiden ersten Teile bilden ein Basisprogramm, dann folgt ein Spezialprogramm mit drei Methoden, die sich bei Tinnitus als besonders wirksam erwiesen haben.

1. Teil – Qi-Gong-Methode für ein langes Leben: Die Kokon-Atmung

Wie bereits erwähnt, kommt dem unteren Dantien als Hauptenergiespeicher für das Qi eine besondere Bedeutung zu. Mittels einfacher Atemtechniken und gelenkter Aufmerksamkeit wird frische Energie im Dantien gesammelt und damit dem Organismus zur Verfügung gestellt. Dies ist besonders wichtig, wenn Sie sich müde und kraftlos fühlen, wenn also ein grundsätzliches Energiedefizit besteht, und ist die Grundvoraussetzung, um Tinnitus zu heilen.

2. Teil – Das Fünf-Elemente-Qi-Gong

Die Grundlagen der Traditionellen Chinesischen Medizin zeigen, dass besonders die Stärkung der Nieren und der Leber durch Qi Gong für die Tinnitusbehandlung wichtig ist.

Und dennoch: Wenn ein Organ im Körper schwach ist, müssen alle anderen zusammenhelfen, um es zu stärken, denn wie Geschwister in einer Familie stehen sie in enger Beziehung zueinander. Eine Qi-Gong-Behandlung bei Tinnitus muss also spezielle Übungen enthalten, die Niere und Leber stärken, aber auch die übrigen Organe unterstützen.

Mit Qi Gong Nieren und Leber stärken

Das Fünf-Elemente-Qi-Gong erfrischt, reinigt und stärkt den gesamten Organismus und stellt eine geeignete Basismethode für die Behandlung von Tinnitus dar.

3. und 4. Teil – Übungen im Stehen und im Sitzen

Diese Bewegungsübungen sind äußerst effektiv, da sie die für die Tinnitusbehandlung entscheidenden Meridiane stimulieren. Nebenbei haben sie eine entspannende und kräftigende Wirkung auf den gesamten Bewegungsapparat, insbesondere die Nacken- und Rückenmuskulatur.

5. Teil – Massage

Es empfiehlt sich, im Anschluss an die oben genannten Übungen eine Massage der betroffenen Akupunkturpunkte durchzuführen. Nach dem Üben ist diese effektiver – vor allem wenn bei Trainingsbeginn noch wenig Energie zur Verfügung steht –, da dann bereits der Energiefluss mit Qi Gong angeregt wurde.

Richtig üben

Wie oft Sie üben sollten

Zum vorbeugenden Schutz des Gehörs reicht es aus, einmal täglich 15 bis 30 Minuten zu trainieren. Wird Qi Gong zur Heilbehandlung akuter Beschwerden eingesetzt, sollte zwei- bis fünfmal täglich mindestens 30 Minuten lang geübt werden. Hat sich Ihr Zustand gebessert, üben Sie weiterhin noch ein- bis dreimal die Woche, um den Erfolg langfristig abzusichern.

Wenn Sie wollen, können Sie alle fünf Methoden am Stück üben. Wenn dafür die Zeit nicht reicht, wählen Sie eine oder mehrere Sequenzen aus. Die Übungen im Stehen und im Sitzen sind eher für den Morgen geeignet, die Kokon-Atmung und das Fünf-Elemente-Qi-Gong eher für die Abendstunden. Schließen Sie möglichst immer mit der Massage ab.

Zum Üben kurze Pausen nutzen

Wenn Sie gut mit Ihren Übungen vertraut sind, können Sie auch die Zeit, in der Sie z.B. auf einen Zug warten oder im Bus sitzen, für einige Durchläufe der Atemübungen nutzen. Kurze Arbeitspausen eignen sich für ein paar Abläufe der Übungen im Stehen oder im Sitzen oder eine kurze Druckmassage, um sich zu lockern und zu erfrischen.

Darauf sollten Sie achten

- 20 Minuten vor und nach dem Üben sollten Sie keine Mahlzeiten zu sich nehmen. Essen Sie unmittelbar nach dem

Üben kein Eis und vermeiden Sie kalte Getränke und kaltes Duschen.

- Tragen Sie während des Übens lockere, bequeme Kleidung – am allerbesten geeignet ist Seide. Legen Sie Gürtel, Uhren, Brillen und Schmuck ab. Wenn Sie künstliche Haarteile oder einen Zahnersatz tragen, sollten Sie, wenn möglich, auch diese ablegen.
- Üben Sie an einem ruhigen Ort, an dem Sie sich wohlfühlen. Sie können, wenn Sie wollen, leise und beruhigende Musik im Hintergrund laufen lassen. (Es gibt eine Vielzahl von Kompositionen, die speziell zu diesem Zweck geschaffen worden sind.)
- Achten Sie darauf, dass Sie während der Übungszeit möglichst nicht gestört werden. Wenn es sich doch einmal nicht vermeiden lässt, das Telefon zu beantworten oder an die Haustür zu gehen, legen Sie vorher kurz die Hände auf den Unterbauch und atmen Sie ein paar Mal durch, dann bleibt die Wirkung erhalten.

Gönnen Sie sich ein wenig Ruhe

- Sorgen Sie für ausreichend frische Luft, vermeiden Sie jedoch, im Durchzug zu stehen. Wenn Sie draußen in der Natur üben, wird die Wirkung stärker. Suchen Sie sich einen möglichst windstillen Ort, meiden Sie Stromleitungen und halten Sie Nierengegend, Schultern und die Füße bedeckt. Auf diese Weise schützen Sie sich vor Energieverlusten.
- Kribbeln, Jucken, Zittern, leichtes Brennen, Gefühle von Schwere oder Leichtigkeit im Körper, Wärme/Hitze, leichtes

Schwitzen sind anfangs vielleicht ungewohnt, aber normal und positive Zeichen dafür, dass das Qi in Fluss kommt.

- Auch nach Abschluss des Programms ist es sinnvoll, noch ein bis zwei Minuten „die Seele baumeln zu lassen".

Hier ist Vorsicht geboten

Sprechen Sie sich mit Ihrem Arzt ab

- Wenn Sie sich bereits in ärztlicher Behandlung befinden und Medikamente einnehmen, setzen Sie diese nicht eigenmächtig ab. Wenn Sie durch das Üben von Qi Gong eine Verbesserung spüren, sprechen Sie mit Ihrem Arzt über eine Anpassung der Medikation.
- Bei schweren akuten Entzündungskrankheiten, Fieber oder blutausscheidenden Krankheiten, auch in der Zeit kurz nach einer Operation, darf nicht geübt werden.
- Wenn Sie sehr müde, sehr schlecht gelaunt, unruhig oder unter großem Druck sind, üben Sie bitte nur den Massageteil.
- Sollten, was in seltenen Fällen vorkommt, Symptome wie Übelkeit, Schwindel oder Schlafprobleme auftreten, stellen Sie das Üben erst einmal ein. Überprüfen Sie zu einem späteren Zeitpunkt noch einmal genau anhand der Abbildungen und Beschreibungen, ob Sie die Übung korrekt ausgeführt haben, beobachten Sie sich selbst im Spiegel oder bitten Sie jemanden darum, Ihnen zu helfen und Ihre Haltungen zu überprüfen. Wurde die Übung korrekt ausgeführt und die genannten Symptome treten dennoch auf, ist es möglich,

dass außer den Ohrproblemen noch eine andere Störung vorliegt, die zuerst behandelt werden sollte. Lassen Sie sich in einem solchen Fall von einem Fachmann für Traditionelle Chinesische Medizin beraten.

Geduld

Gesundheit ist keine Selbstverständlichkeit. Sie ist ein unschätzbar kostbares Gut. Um sie zu erhalten, muss man Zeit investieren und Engagement und die Bereitschaft, eigenverantwortlich zu handeln, an den Tag legen.
Qi Gong ist ein ganzheitliches Heilverfahren, welches das Problem an seiner Wurzel behandelt. Das kann in manchen Fällen zwar überraschend schnell gehen, im Normalfall muss man allerdings etwas Zeit und Geduld aufbringen.
Wenn der Tinnitus bereits seit mehr als einem halben Jahr besteht, ist es möglich, dass sich die Behandlungszeit über mehrere Monate bis zu einem Jahr hinziehen kann.
Lassen Sie sich nicht entmutigen, wenn die ganz großen Erfolge ihre Zeit brauchen. Bedenken Sie, dass Sie mit jeder Minute, die Sie Qi Gong üben, etwas Gutes für sich tun. Der stetige Zugewinn an Lebensenergie bringt Ihnen Schritt für Schritt mehr Lebensqualität. Seien Sie aufmerksam und offen für alle noch so kleinen Veränderungen zum Positiven, die sich bald einstellen werden. Sie zeigen, dass Sie auf dem richtigen Weg sind.

Erfolge brauchen ihre Zeit

Den Heilungsprozess unterstützen

Der Lebensstil

Wie bereits erwähnt, hemmt Stress den gesamten Energiefluss durch die Meridiane. Wenn dann zusätzlich noch eine Nieren- oder Leberstörung vorliegt, wird der Energiefluss zum Hörsinn gestört und Erkrankungen des Hörapparats entstehen.

Achten Sie auf eine ausgeglichene Lebensweise

Erholung, ausreichend Schlaf, eine gelassene Grundeinstellung und ein maßvolles Sexualleben wirken übermäßigen Energieverlusten entgegen.

Meiden Sie, wenn möglich, während der Behandlungszeit größere körperliche Anstrengungen und führen Sie die Übungen in einem möglichst ruhigen, entspannten Umfeld aus; das fördert die Wirksamkeit des Trainings. Schützen Sie Ihre Ohren vor großem Lärm, wie Maschinengeräuschen, Verkehrslärm oder Musik.

Die Ernährung

Sorgen Sie für eine ausreichende, abwechslungs- und vitaminreiche Ernährung. Meiden Sie zu salzige, scharfe, saure, süße und fettige Kost. Alkohol, Zigaretten und Kaffee sollten nur in Maßen genossen werden.

Besondere Lebensmittel zur Stärkung der Ohren sind: Schwarzer Sesam, Walnüsse, Rettich, Sellerie, (getrocknete) Champignons, Bohnen, Algen, Lotos-Samen, Fleisch von Schaf, Ziege und Wild.

Wichtig ist natürlich auch, ausreichend Flüssigkeit in Form von Wasser (möglichst nicht aus dem Kühlschrank, sonst muss der Körper die Flüssigkeit erst mit unnötig großem Energieaufwand auf Körpertemperatur bringen; optimal ist im Wasserkocher erwärmtes Wasser), Suppe, verdünnten Säften oder Tee zu sich zu nehmen und so die Nieren bei ihrer Arbeit zu unterstützen.

Die Nieren brauchen ausreichend Flüssigkeit

Noch ein Wort zur Aufmerksamkeit

Je öfter und intensiver Sie in sich hineinhören und dem Tinnitus Ihre Aufmerksamkeit und damit Energie schenken – denn die Energie folgt der Aufmerksamkeit –, umso lauter werden Sie den Ton wahrnehmen. Üben Sie sich also darin, Ihre Aufmerksamkeit gezielt auf andere Dinge zu richten, auch wenn das anfangs schwerfallen mag.

Achten Sie andererseits auch einmal darauf, in welchen Situationen das Geräusch besonders intensiv wird. Versuchen Sie dann, sich nicht darüber zu ärgern. Auch das lenkt die Aufmerksamkeit unnötig in Richtung des Problems. Nutzen Sie das Geräusch als (wertvolles) Signal dafür, dass es gerade jetzt ganz besonders an der Zeit ist, behutsamer und achtsamer mit sich umzugehen.

Schenken Sie dem Tinnitus keine unnötige Aufmerksamkeit

Die Grundhaltungen

Ausgangspunkt der Übungen unseres Qi-Gong-Programms können drei verschiedene Grundhaltungen sein, je nachdem, ob im Stehen, Sitzen oder Liegen geübt werden soll. Wenn Sie bei einer Übung zwischen den drei Grundhaltungen wählen können, sollten Sie sich für die Form entscheiden, in der Sie sich am wohlsten fühlen oder in der Sie den Energiefluss am besten wahrnehmen können.

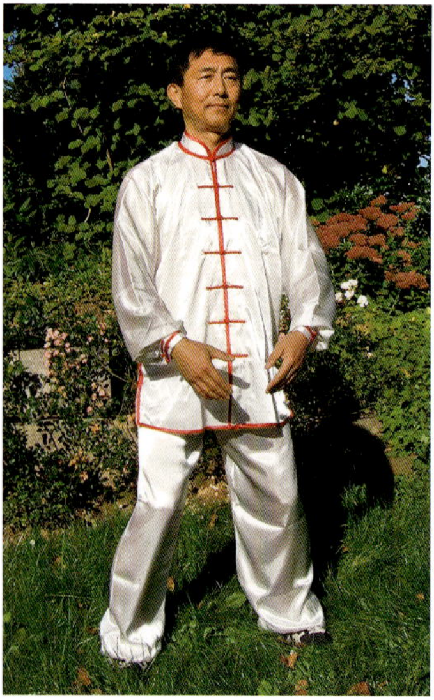

1. Locker fallend stehen

- Stehen Sie in aufrechter Haltung, die Knie etwas gebeugt, das Becken leicht nach vorn gekippt. Alle Körperteile bleiben locker und beweglich. Die Schultern sind entspannt, der Nacken lang, das Kinn leicht gesenkt.
- Die Arme werden vor dem Körper gehalten, als umfassten sie einen großen Ball, die Fingerspitzen berühren sich fast, die Handflächen sind etwa zwei Handbreit

vom Unterbauch entfernt. Alternativ können Sie die Hände auch auf den Unterbauch legen (bei Frauen liegt dabei die linke auf der rechten Hand, bei Männern die rechte auf der linken Hand).

- Entspannen Sie Augenpartie und Kiefer, richten Sie Ihre Aufmerksamkeit auf etwas Erfreuliches und erlauben Sie sich ein leichtes Lächeln.
- Lassen Sie die Gedanken durch den Körper nach unten wandern, über den Hals zur Brust, zum Bauch, zu den Oberschenkeln, zu den Unterschenkeln und den Füßen. Wippen Sie, wenn Sie möchten, zur Unterstützung leicht in den Knien und versuchen Sie, ganz locker zu lassen.

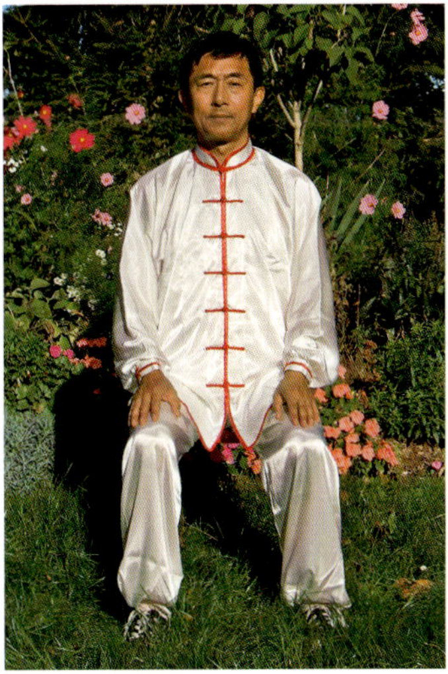

2. Locker fallend sitzen

- Sie sitzen auf dem vorderen Drittel der Sitzfläche eines Stuhls.
- Der Rücken ist gerade, der Bauch entspannt. Das Kinn ist leicht gesenkt, die Schultern hängen tief, das Becken kippt ganz leicht nach vorn. Die Hände ruhen auf

den Oberschenkeln oder werden auf den Unterbauch gelegt.

- Entspannen Sie Augenpartie und Kiefer, richten Sie Ihre Aufmerksamkeit auf etwas Erfreuliches und erlauben Sie sich ein leichtes Lächeln.
- Lassen Sie die Gedanken durch den Körper nach unten wandern, über den Hals zur Brust, zum Bauch, zu den Oberschenkeln, zu den Unterschenkeln und den Füßen. Versuchen Sie, ganz locker zu lassen.

3. Ausgestreckt liegen

- Seitenlage: Sie liegen bequem ausgestreckt, die Füße befinden sich nebeneinander. Die untere Hand liegt in Kopfnähe, die obere Hand auf dem Unterbauch.
- Rückenlage: Sie liegen bequem ausgestreckt, die Füße befinden sich nebeneinander. Die Hände liegen neben den Oberschenkeln, auf dem Unterbauch oder der Brust.
- Entspannen Sie Augenpartie und Kiefer, richten Sie Ihre Aufmerksamkeit auf etwas Erfreuliches und erlauben Sie sich ein leichtes Lächeln.
- Lassen Sie die Gedanken durch den Körper nach unten wandern, über den Hals zur Brust, zum Bauch, zu den Oberschenkeln, zu den Unterschenkeln und den Füßen. Lassen Sie alle Spannung im Körper los.

Das Basisprogramm

Qi-Gong-Methode für ein langes Leben: Die Kokon-Atmung

Leben heißt atmen. Ununterbrochen nimmt unser Körper Sauerstoff auf und stößt verbrauchte Luft wieder aus. Durch richtiges Atmen kann man die Sauerstoffversorgung verbessern und dadurch die Entgiftung des Körpers fördern. Eine gleichmäßig tiefe Bauchatmung regt den Energiestoffwechsel in den Organen an und durch die Zwerchfellbewegung werden die Organe massiert. Dies stärkt alle Körpersysteme und harmonisiert die Tätigkeit des autonomen Nervensystems. Davon profitieren besonders das Immunsystem und der Hormonhaushalt. Richtiges Atmen kann somit auch sehr gut dabei helfen, Stress und Angstgefühle zu meistern.
Richtiges Atmen will geübt sein, doch es trägt durch seine positiven Auswirkungen wesentlich zum Erfolg bei der Tinnitus-Behandlung bei.

In China unterscheidet man vier Formen des Atmens:

1. Lauter („Wind"-)Atem
2. Kurzer Atem/Brustatmung
3. Leiser, flacher und ungleichmäßiger Atem
4. Ruhiger Atem/Kokon-Atmung

Nur die vierte Form, der Atem, der ruhig und gleichmäßig fließt, so wie eine Seidenspinnerraupe ihren Kokon webt, ist gesund.

Energiesammeln I – die einfache Kokon-Atmung

- Lenken Sie im Sitzen, Liegen oder Stehen (siehe S. 24) die Aufmerksamkeit auf das untere Dantien.
- Lassen Sie nun den Atem ganz ohne Anstrengung tief in den Körper hineinfließen. (Bitte versuchen Sie nicht gewaltsam, möglichst viel Luft in die Lungen zu pressen!) Dabei senkt sich das Zwerchfell, es weiten sich Brustkorb und Bauch. Wenn Sie eine Hand auf den Unterbauch legen, ist die Bewegung auch hier zu spüren. Üben Sie die Kokon-Atmung drei bis fünf Minuten lang.
- Dann richten Sie Ihre Aufmerksamkeit auf das/die vom Tinnitus betroffene/n Ohr/en und führen wieder drei bis fünf Minuten die Kokon-Atmung durch.
- Abschließend kehren Sie mit Ihrer Aufmerksamkeit wieder zurück zum Dantien und praktizieren noch einmal für drei bis fünf Minuten die Kokon-Atmung.

→ Tipp: Wenn Ihnen das tiefe Atmen schwerfällt, üben Sie die erste Zeit im Liegen.

Energiesammeln II – die Kokon-Atmung durch die vier Energiefenster

Wie bereits erwähnt, haben manche Bereiche auf den Meridianen eine besondere Bedeutung. Die Punkte, die Ihnen nun im Rahmen der Übung vorgestellt werden, sind als Pforten, durch die die Energie in den Körper eintritt, besonders wichtig.

Shenque

- Sitzen Sie locker fallend (siehe S. 25), die Hände liegen auf dem Unterbauch, und richten Sie Ihre Aufmerksamkeit auf das untere Dantien. Führen Sie mehrere Male die Kokon-Atmung (siehe S. 28) durch.
- Richten Sie jetzt die Aufmerksamkeit auf Ihren Bauchnabel, hier liegt der Punkt Shenque. Atmen Sie ein und zählen Sie dabei bis fünf – dabei wird der Bauch weit. Stellen Sie sich beim Einatmen vor, durch den Punkt Shenque in den Unterbauch hineinzuatmen.
- Beim Ausatmen zählen Sie wieder bis fünf und ziehen den Unterbauch ein.
- Wiederholen Sie diesen Atemzyklus mindestens neunmal und machen Sie anschließend eine kurze Pause.

Mingmen

- Richten Sie nun Ihre Aufmerksamkeit auf den Punkt Mingmen, das Tor des Lebens. Dieser Punkt liegt genau gegenüber von Shenque auf der Rückenmitte. Atmen Sie ein und zählen Sie dabei bis fünf. Stellen Sie sich vor, nun durch den Punkt Mingmen in den Unterbauch hineinzuatmen.
- Beim Ausatmen zählen Sie wieder bis fünf und ziehen den Unterbauch ein.
- Wiederholen Sie diesen Atemzyklus mindestens neunmal und machen Sie anschließend eine kurze Pause.

Baihui

- An der höchsten Stelle des Kopfes liegt der Scheitelpunkt Baihui, das Himmelstor. Konzentrieren Sie sich auf diesen Punkt, atmen Sie ein und zählen Sie dabei bis fünf. Stellen Sie sich dabei vor, durch den Punkt Baihui in den Unterbauch zu atmen.
- Beim Ausatmen zählen Sie wieder bis fünf und ziehen den Unterbauch ein.
- Wiederholen Sie diesen Atemzyklus mindestens neunmal und machen Sie anschließend eine kurze Pause.

Huiyin

- Der Dammpunkt Huiyin liegt zwischen After und Genitalien. Richten Sie Ihre Aufmerksamkeit auf diesen Punkt, atmen Sie ein und zählen Sie bis fünf. Stellen Sie sich dabei vor, durch den Punkt Huiyin in den Unterbauch zu atmen.
- Beim Ausatmen zählen Sie wieder bis fünf und ziehen den Unterbauch ein.
- Wiederholen Sie diesen Atemzyklus mindestens neunmal.
- Anschließend machen Sie ein paar freie Atemzüge.

Das Fünf-Elemente-Qi-Gong

Im Folgenden finden Sie eine einfache Variante des Fünf-Elemente-Qi-Gongs.

Bei dieser Form der Atmung wird die Stimme zur Unterstützung eingesetzt. Lassen Sie den Laut ruhig und gleichmäßig das gesamte Ausatmen begleiten und achten Sie auf die korrekte, dem Laut entsprechende Mundhaltung. Im Laufe des Trainings können Sie die Stimme immer weiter zurücknehmen, bis Sie nur noch ganz leise, wie ein fernes Rauschen, zu hören ist. Das Fünf-Elemente-Qi-Gong führt Ihnen neue Energie zu und bildet somit die Grundlage für eine effektive Tinnitus-Behandlung.

Üben Sie in der angegebenen Reihenfolge.

1. Lunge – Element: Metall
Laut: „Sssssssssss"

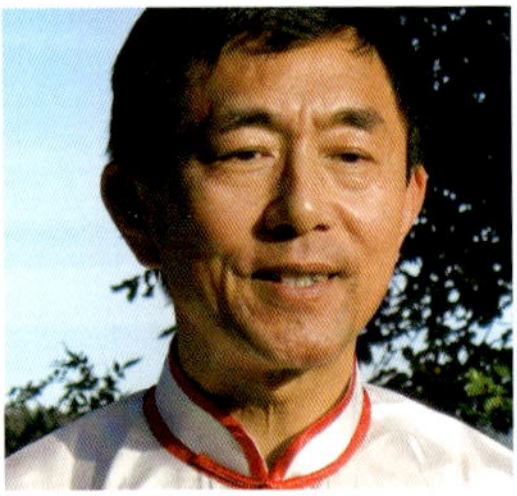

- Stellen oder setzen Sie sich locker fallend hin (siehe S. 24 f.), die Hände liegen auf der Brust. Lenken Sie Ihre Aufmerksamkeit zur Lunge und atmen Sie ein.
- Anschließend auf „Sssssssssss" (stimmhaft, wie eine Biene summt) ausatmen.
- Wiederholen Sie diesen Atemzyklus mindestens sechsmal. Danach legen Sie die Hände auf das untere Dantien und spüren der Energie etwa 15 Sekunden nach.

2. Niere – Element: Wasser
Laut: „Tsueiiiiiiii"

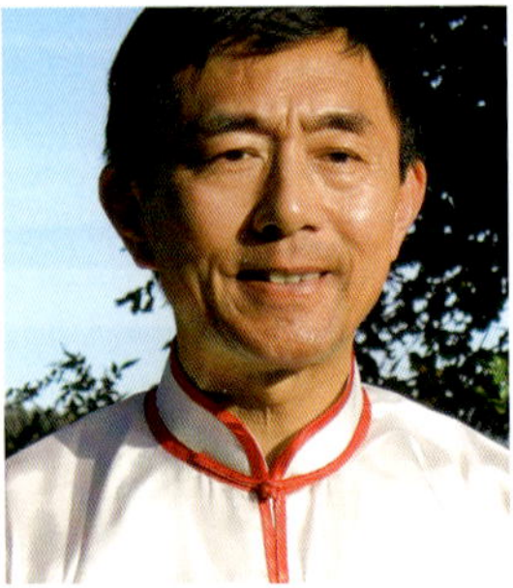

- Legen Sie die Hände auf Nierenhöhe auf den Rücken. Lenken Sie Ihre Aufmerksamkeit zu den Nieren und atmen Sie ein.
- Anschließend auf „Tsueiiiiiiii" ausatmen.
- Wiederholen Sie diesen Atemzyklus mindestens sechsmal. Danach legen Sie die Hände auf

das untere Dantien und spüren der Energie etwa 15 Sekunden nach.

3. Leber – Element: Holz
Laut: „Schüüüüüüüü"

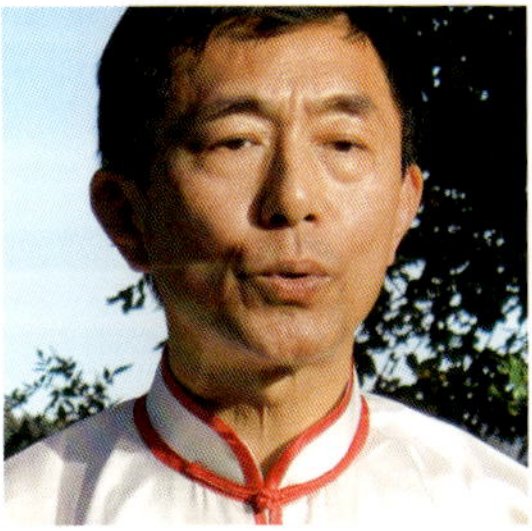

- Legen Sie die Hände auf den rechten Unterbauch. Lenken Sie Ihre Aufmerksamkeit zur Leber und atmen Sie ein.
- Anschließend auf „Schüüüüüüüü" ausatmen.
- Wiederholen Sie diesen Atemzyklus mindestens sechsmal. Danach legen Sie die Hände auf das untere Dantien und spüren der Energie etwa 15 Sekunden nach.

4. Herz – Element: Feuer
Laut: „Khoooooooooo"

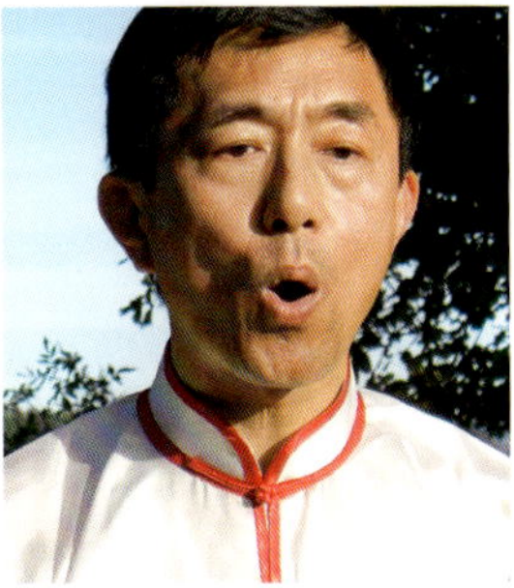

- Legen Sie die Hände auf die linke Brustseite. Lenken Sie Ihre Aufmerksamkeit zum Herzen und atmen Sie ein.
- Anschließend auf „Khooooooooo" ausatmen.
- Wiederholen Sie diesen Atemzyklus mindestens sechsmal.

Danach legen Sie die Hände auf das untere Dantien und spüren der Energie etwa 15 Sekunden nach.

5. Magen/Milz – Element: Erde
Laut: „Hoooooooooo"

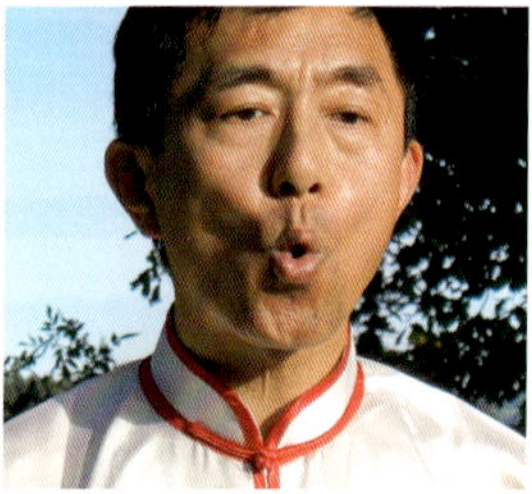

- Legen Sie die Hände etwas über dem Bauchnabel auf den Bauch. Lenken Sie Ihre Aufmerksamkeit zum Magen und atmen Sie ein.
- Anschließend auf „Hoooooooooo" ausatmen.
- Wiederholen Sie diesen Atemzyklus mindestens sechsmal.

Danach legen Sie die Hände auf das untere Dantien und spüren der Energie etwa 15 Sekunden nach.

6. Die Elemente verbinden
Laut „Chiiiiiiiii"

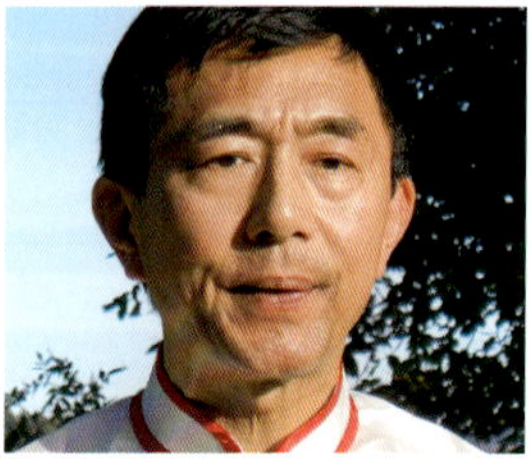

- Verschränken Sie die Finger und drehen Sie die Handflächen mit dem Einatmen zum Himmel. Strecken Sie dabei den ganzen Körper und gehen Sie auf die Zehenspitzen. Dann legen Sie die Handflächen auf den Hinterkopf.

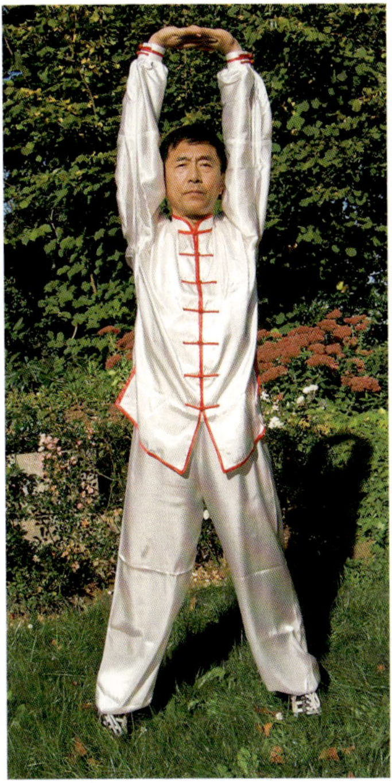 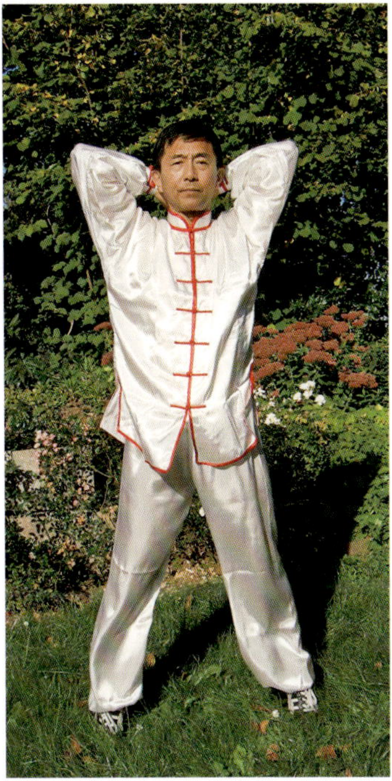

- Anschließend auf „Chiiiiiiiii" ausatmen. Dabei die Hände über den Kopf nach vorne nehmen und wieder getrennt vor dem Oberkörper langsam nach unten führen.
- Wiederholen Sie diesen Atemzyklus mindestens sechsmal. Danach legen Sie die Hände auf das untere Dantien und spüren der Energie etwa 15 Sekunden nach.

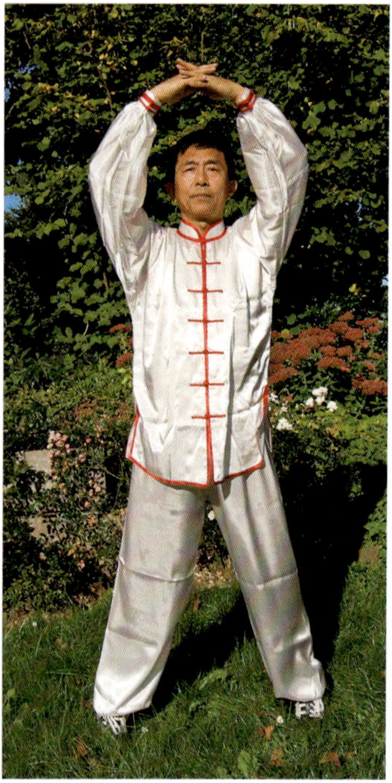 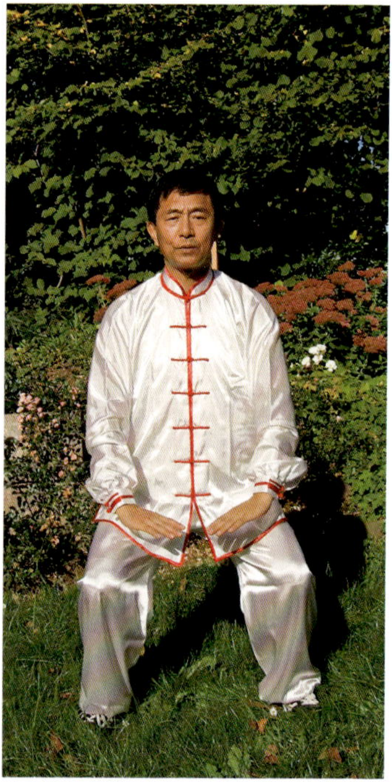

- Nach einem kompletten Durchlauf spüren Sie eine Weile der Energie nach.
- Anschließend den 2. und den 3. Teil mindestens 18-mal wiederholen.
- Zum Abschluss noch einmal locker fallend stehen und der Energie nachspüren.

Das Spezialprogramm

Übungen im Stehen

Die folgenden Übungen entspannen die Muskulatur und stimulieren die bei Tinnitus betroffenen Meridiane.

1. Übung – Dantien-Nieren-Klopfen

Variante 1:

- Locker fallend stehen (siehe S. 24), die Beine stehen schulterbreit auseinander.
- Klopfen Sie zuerst sanft mit rechts auf den unteren Bauch und mit dem Hand-

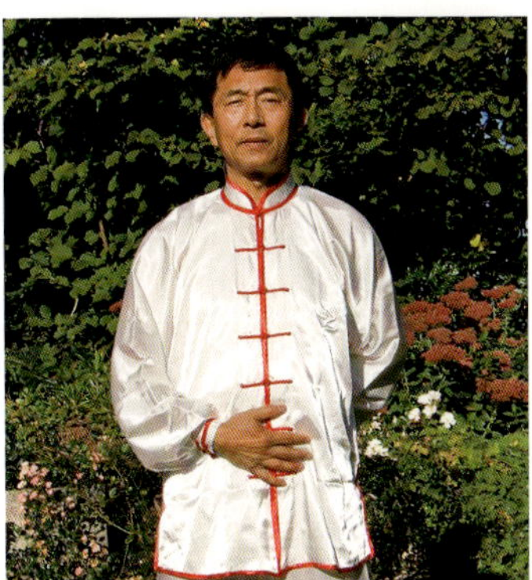

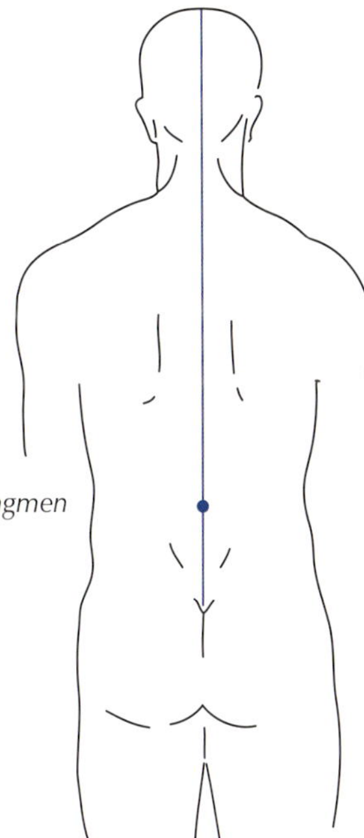

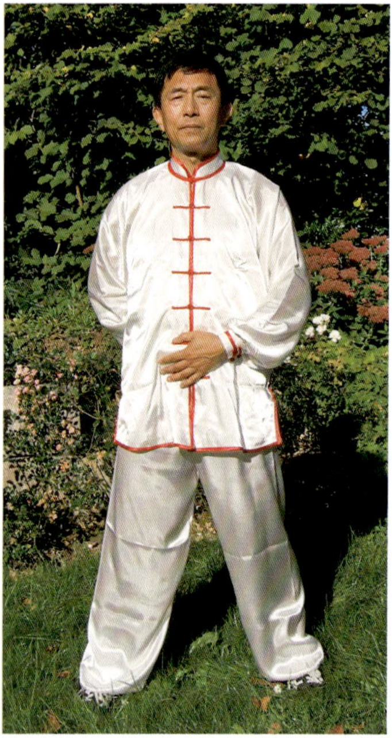

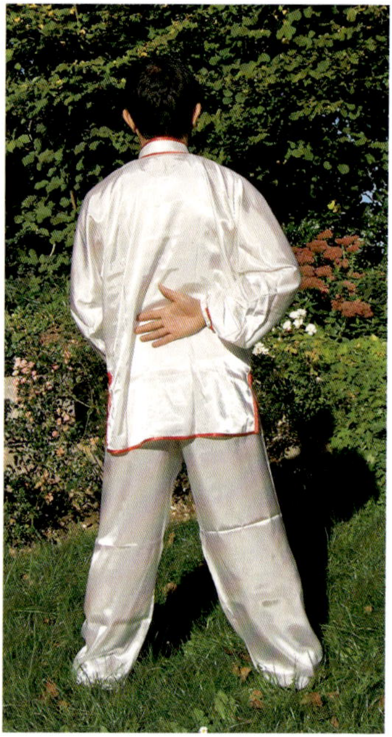

rücken der linken Hand auf den Mingmen-Punkt. Dann wechseln Sie die Hände.

Variante 2:

- Drehen Sie den Körper aus der unteren Lendenwirbelsäule heraus von rechts nach links, schlagen Sie dabei die rechte Hand leicht auf den Bauch und gleichzeitig den Handrücken

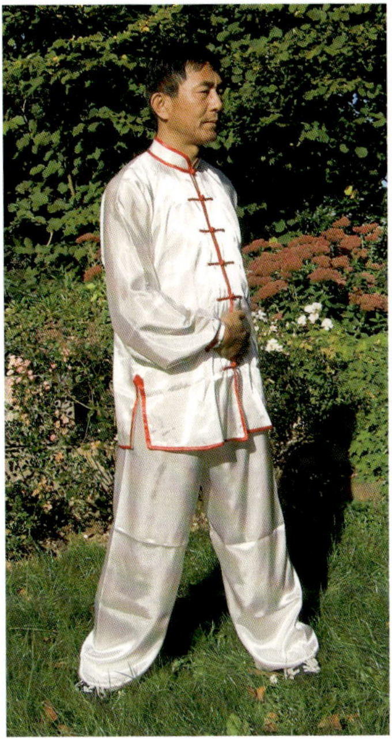

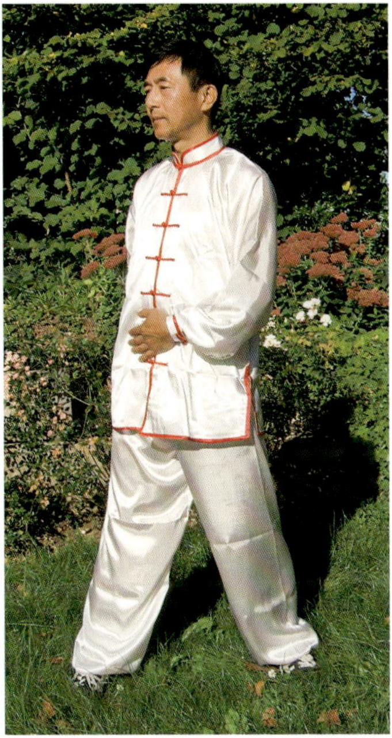

der linken Hand sanft auf den Mingmen-Punkt auf der Lendenwirbelsäule.

- Drehen Sie sich zurück und schlagen Sie beim Drehen in die Gegenrichtung die linke Hand leicht auf den Bauch und den rechten Handrücken sanft auf die Lendenwirbel.

- Die Übung sollte etwa fünf Minuten lang durchgeführt werden.

- Im Anschluss an die Übung locker fallend stehen und einige Minuten in Ruhe der Energie nachspüren. Dann die Hände auf den Unterbauch legen, einatmen und mit dem Ausatmen die Hände sinken lassen.

2. Übung – Ellbogen zum Knie

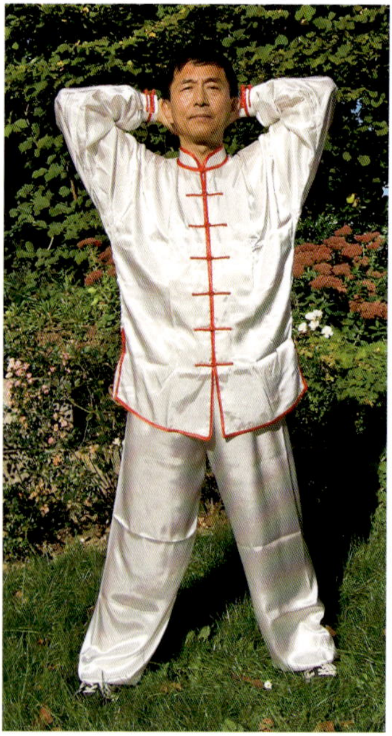

- Stellen Sie sich locker fallend hin (siehe S. 24). Die Füße stehen schulterbreit auseinander, die Zehen werden nach außen gedreht. Verschränken Sie die Hände hinter dem Kopf und halten Sie die Lendenwirbelsäule gerade.
- Atmen Sie tief ein und langsam wieder aus. Mit dem Ausatmen beugen Sie den Oberkörper nach vorne, sodass sich der linke Ellbogen dem rechten Knie nähert. Wenn möglich, das Knie berühren und die Stellung kurz halten.

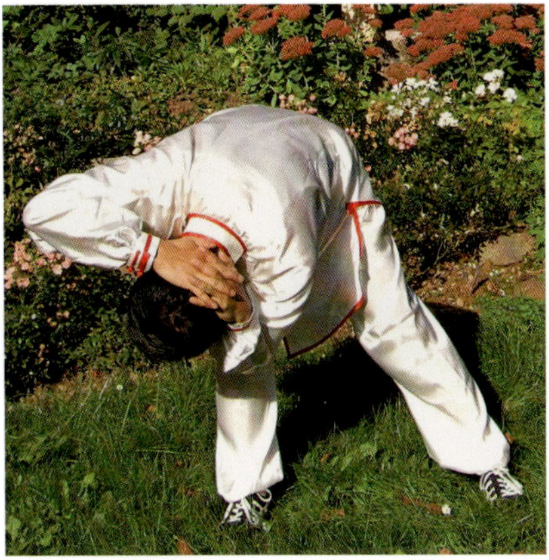

- Mit dem Einatmen richten Sie sich wieder auf. Halten Sie die Knie möglichst gerade.
- Wiederholen Sie die Übung auf jeder Seite neunmal.
- Im Anschluss an die Übung locker fallend stehen und einige Minuten in Ruhe der Energie nachspüren. Dann die Hände auf den Unterbauch legen, einatmen und mit dem Ausatmen die Hände sinken lassen.

3. Übung – Seidenspiel

Der Name dieser Methode entstammt der alten chinesischen Tradition des Tanzens mit einem Seidentuch. Die Übung massiert und stimuliert besonders intensiv den Blasen-Nieren-Meridian.

- Stemmen Sie mit den Händen den Himmel, der Blick ist auf die Handrücken gerichtet.

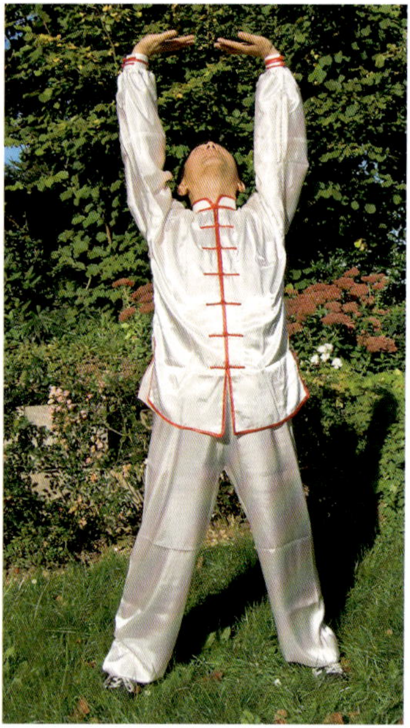

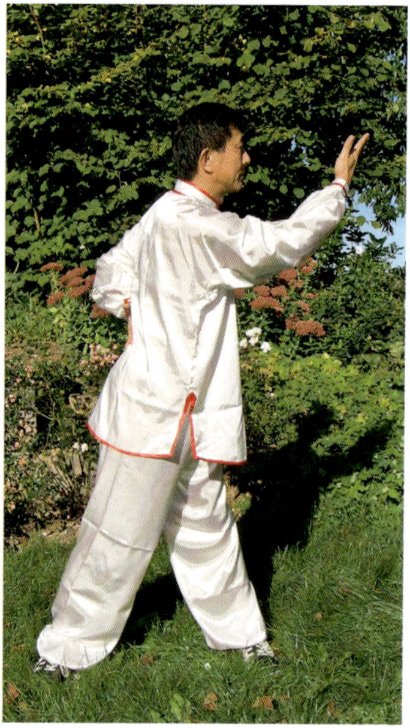

- Drehen Sie sich nach links und legen Sie den linken Handrücken auf Höhe des Mingmen-Punktes auf den Rücken. Den rechten Handrücken führen Sie zur linken Ferse.
- Dann drehen Sie die Hand und streichen mit der Handfläche – der Blick folgt der Hand – über Beinhinterseite, Gesäß, Brustkorb und linke Schulter.
- Lösen Sie anschließend die Haltung und stemmen Sie wieder mit den Handflächen den Himmel.

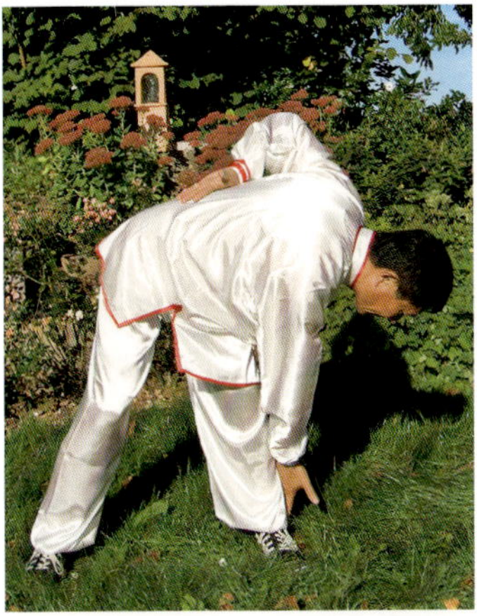

- Drehen Sie sich zur Mitte und wiederholen Sie die Übung in die andere Richtung.
- Insgesamt wiederholen Sie die Übung jeweils neunmal.
- Im Anschluss an die Übung locker fallend stehen und einige Minuten in Ruhe der

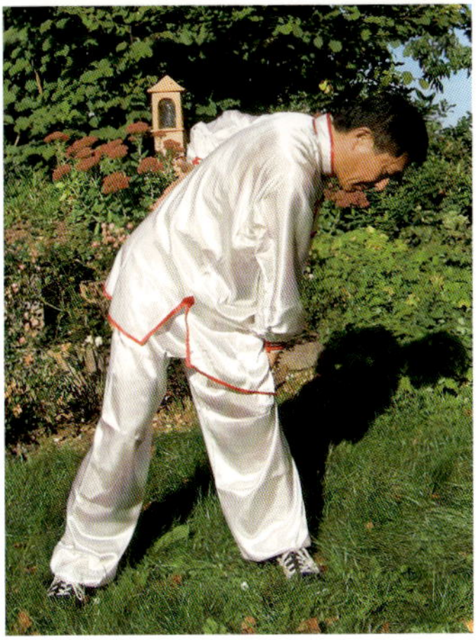

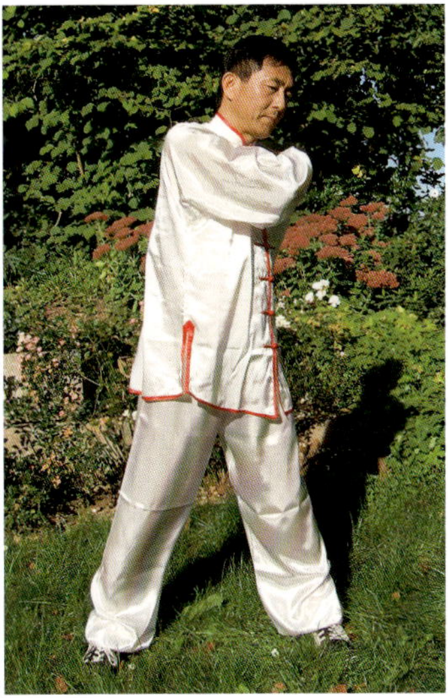

Energie nachspüren. Dann die Hände auf den Unterbauch legen, einatmen und mit dem Ausatmen die Hände sinken lassen.

Übungen im Sitzen

Auch diese Übungen wirken direkt auf die bei der Tinnitus-Behandlung wichtigen Meridiane.

1. Übung – Kopf drehen und kreisen lassen

- Locker fallend sitzen (siehe S. 25) und kurz Energie sammeln.

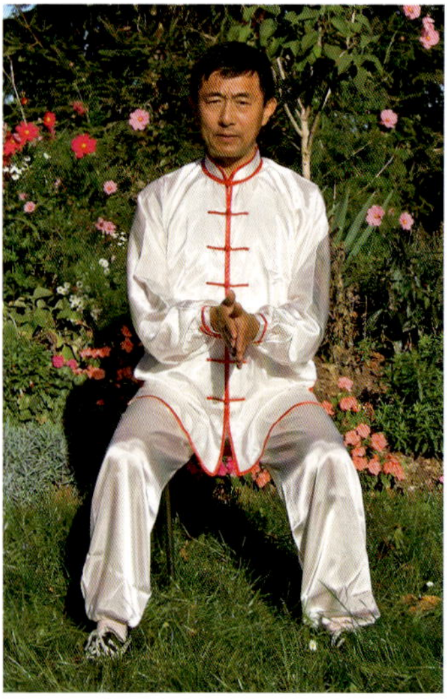

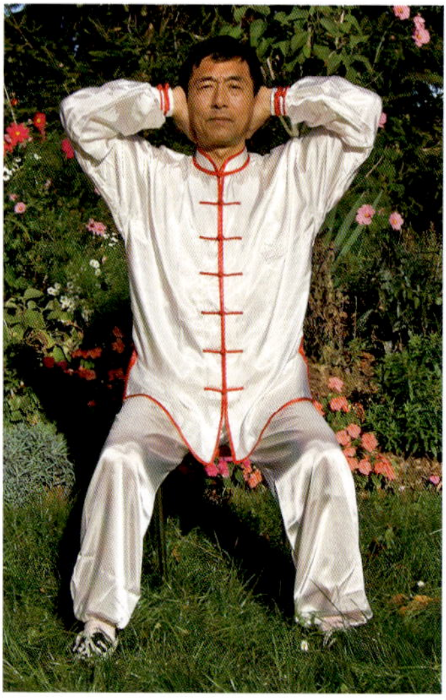

Variante 1: Kopf seitlich drehen

- Reiben Sie die Hände, bis sie warm werden, und legen Sie sie auf Ihre Ohren.
- Drehen Sie den Oberkörper langsam nach links. Mit den Händen den Kopf sanft noch ein Stück weiter drehen. Verharren Sie einen Moment in dieser Haltung.
- Kommen Sie zur Mitte zurück und vollziehen Sie die Drehung nun nach rechts. Der Atem fließt frei.
- Wiederholen Sie die Drehung jeweils neunmal in jede Richtung.

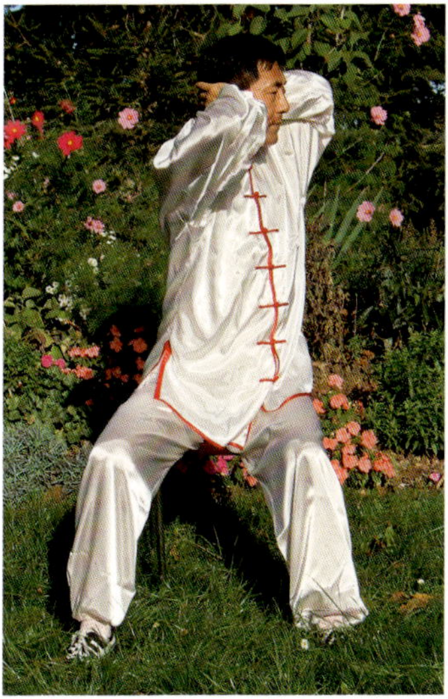

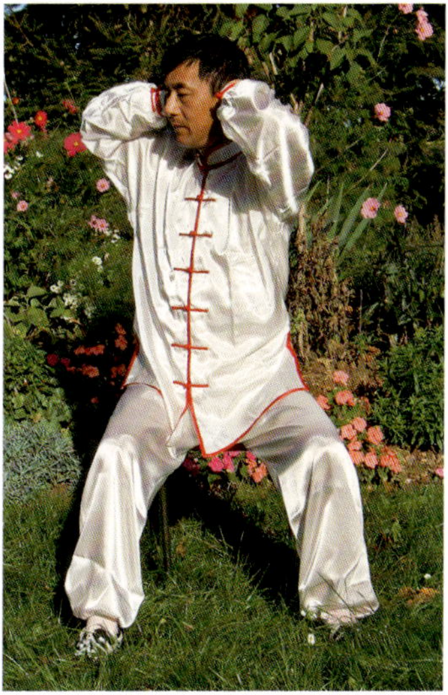

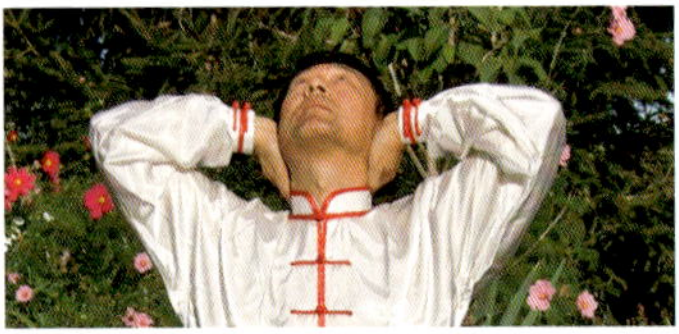

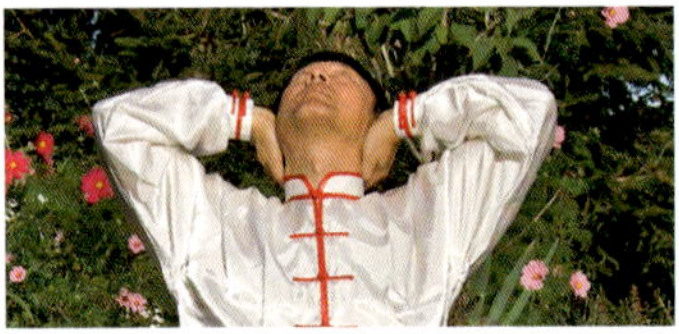

Variante 2: Kopfkreisen

- Mit derselben Handhaltung wie in Variante 1 den Kopf neunmal links im Kreis und neunmal rechts im Kreis herum drehen.
- Zum Schluss locker fallend stehen, einatmen, die Hände auf das untere Dantien legen und ausatmen.

2. Übung – Oberkörper neigen und kreisen lassen

- Sitzen Sie aufrecht auf einem Stuhl. Schultern und Kiefer sind locker. Die Beine stehen im 90-Grad-Winkel auf dem Boden und schulterbreit auseinander. Die Hände werden mit den Handrücken in Nierenhöhe auf dem Rücken gehalten.

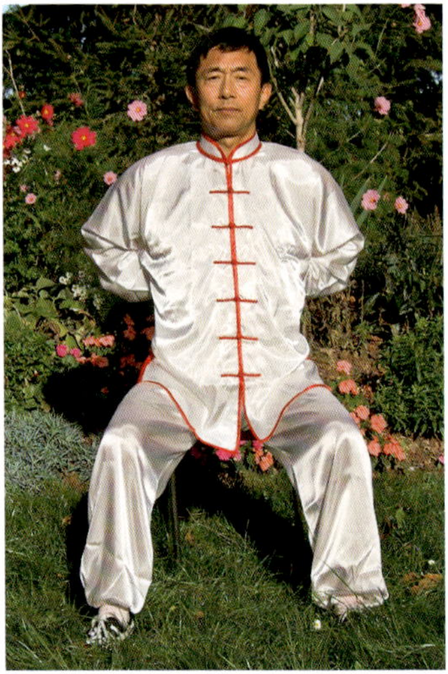

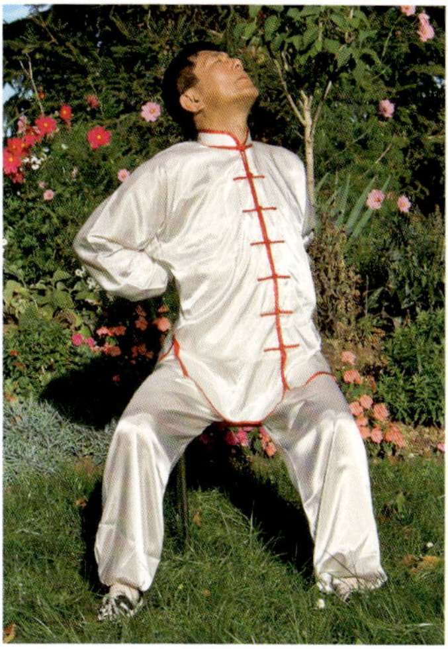 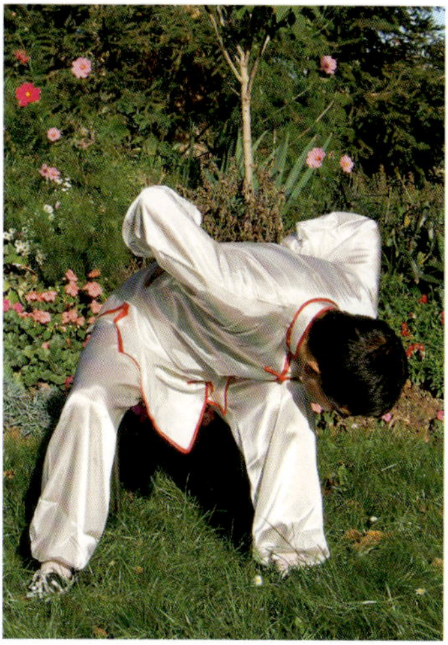

Variante 1: Oberkörper neigen

- Schauen Sie mit dem Einatmen langsam nach oben und biegen Sie den Rücken dabei leicht wie eine Brücke.
- Drehen Sie sich aus der Lendenwirbelsäule heraus ganz langsam nach links.
- Mit dem Ausatmen neigen Sie den Oberkörper nach vorne, wenn möglich, das Kinn neben das Knie bringen.
- Kommen Sie mit dem Einatmen wieder hoch und drehen Sie sich zur Mitte.
- Wiederholen Sie die Übung nach links und rechts jeweils mindestens 18-mal.

- Im Anschluss an die Übung locker fallend sitzen und einige Minuten in Ruhe der Energie nachspüren.

Variante 2: Oberkörper kreisen lassen

- Drehen Sie langsam den Oberkörper nach links.
- Neigen Sie das Kinn zum linken Knie und drehen Sie sich langsam von links nach rechts, über das rechte Knie hinaus.
- Kommen Sie langsam mit dem Oberkörper hoch und kehren Sie in die Ausgangsposition zurück.
- Wiederholen Sie die Bewegung in jede Richtung mindestens 18-mal. Einmal kreisen sollte ungefähr zehn Sekunden dauern. Der Atem fließt frei.
- Im Anschluss an die Übung locker fallend sitzen und einige Minuten in Ruhe der Energie nachspüren.

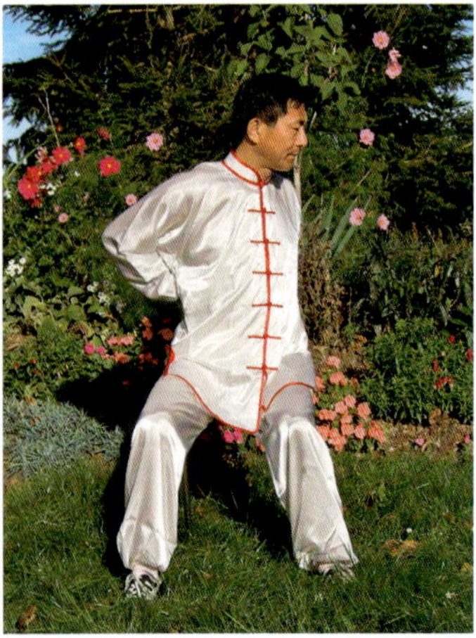

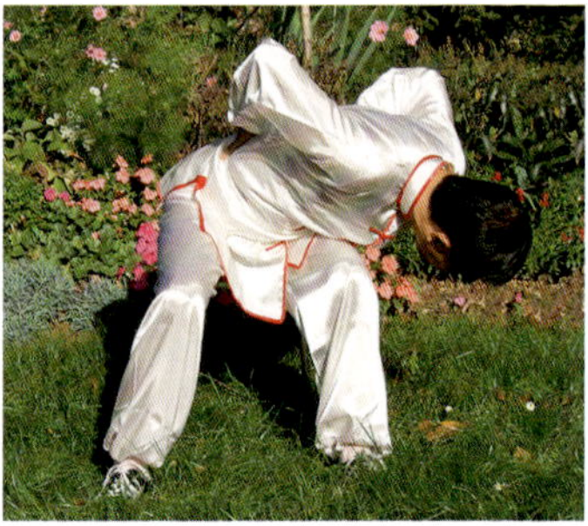

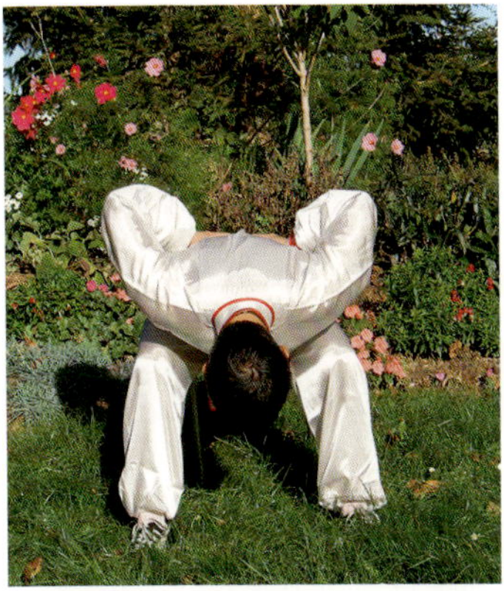

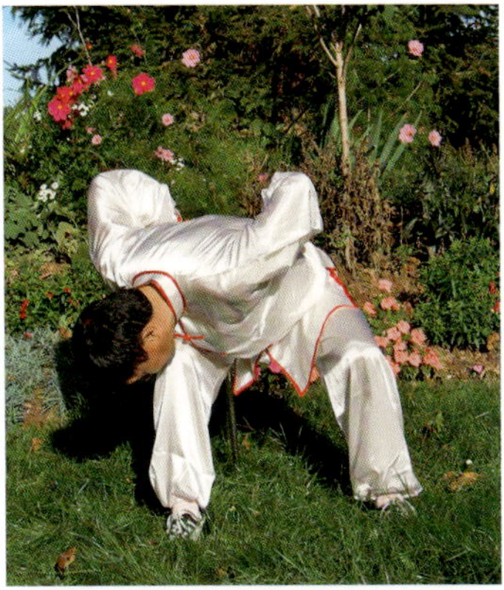

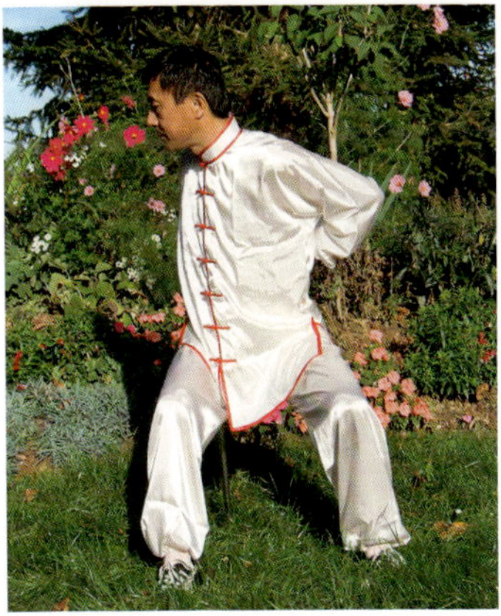

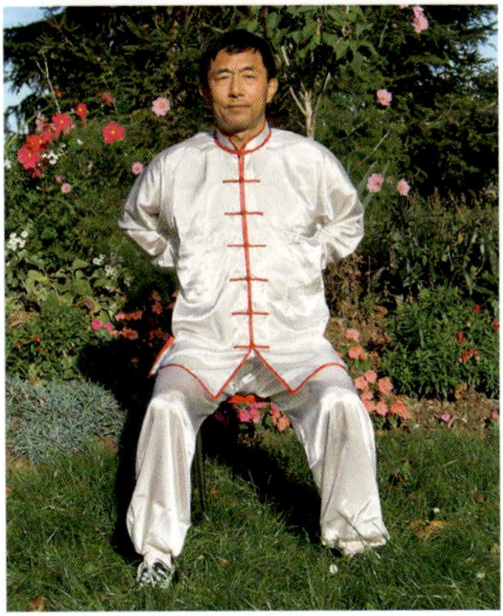

→ Tipp: Man kann die Übung auch im Schneidersitz durchführen.

3. Übung – Kinn zum Knie bringen

- Setzen Sie sich locker fallend hin und halten Sie sich mit verschränkten Händen am linken Knie fest.
- Pressen Sie mit dem Einatmen den Brustkorb gegen den Oberschenkel. Wenn möglich, Kinn aufs Knie legen. Mit dem Ausatmen lassen Sie wieder locker.
- Richten Sie sich auf und wiederholen Sie die Übung mit dem rechten Knie.
- Wiederholen Sie die Übung je Seite 18-mal.
- Im Anschluss an die Übung locker fallend sitzen und einige Minuten in Ruhe der Energie nachspüren.

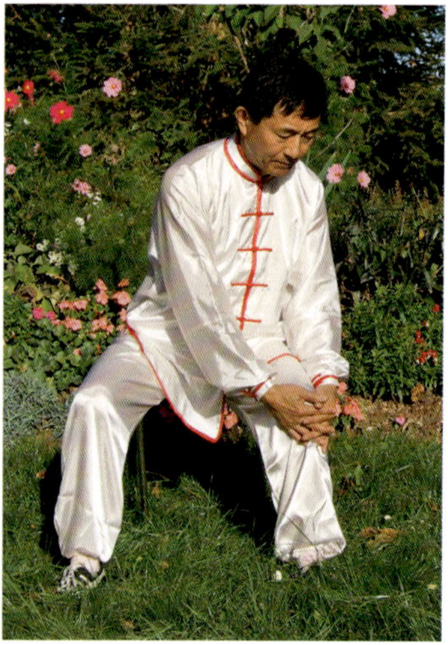

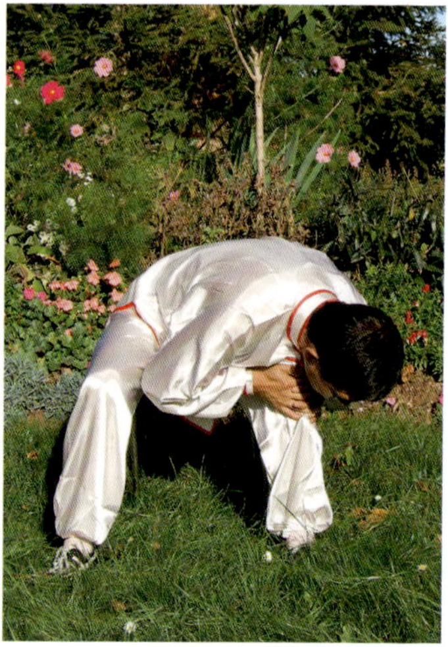

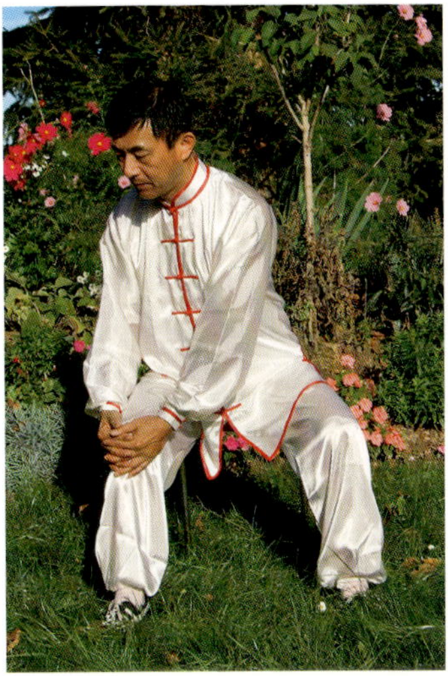 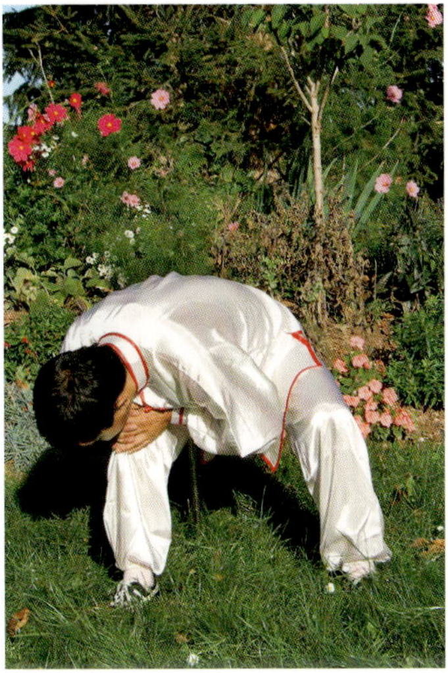

Massage

Zum Abschluss der Behandlung sollten Sie, wenn möglich, die 15 Massagemethoden üben und den Massageteil täglich zwei- bis dreimal wiederholen. Wenn Sie nur wenig Zeit haben, können Sie aus den 15 Methoden auch ein paar auswählen. Die Methoden behandeln spezielle Akupressurpunkte, die sich besonders positiv bei Tinnitus auswirken.

Immer wenn Sie ein bisschen Zeit finden, zum Beispiel wenn Sie auf Reisen sind oder auf etwas warten, nutzen Sie diese für eine kurze Massageeinheit.

1. Methode

- Reiben Sie die Hände schnell aneinander und legen Sie die Finger an die Stirn.
- Streichen Sie über den Kopf nach hinten und wieder am Hals entlang nach vorne.
- Wiederholen Sie dies mindestens neunmal.

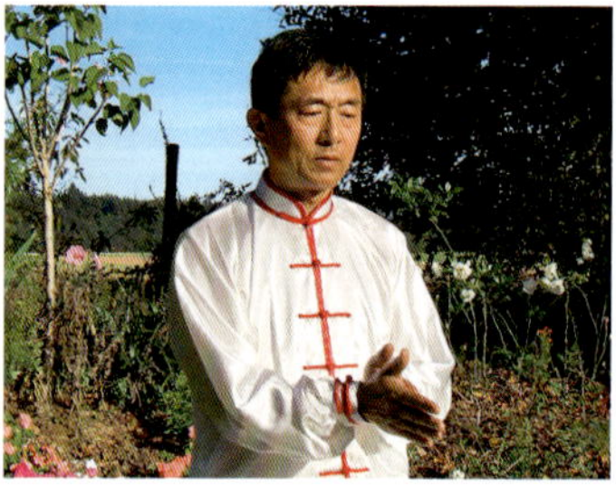
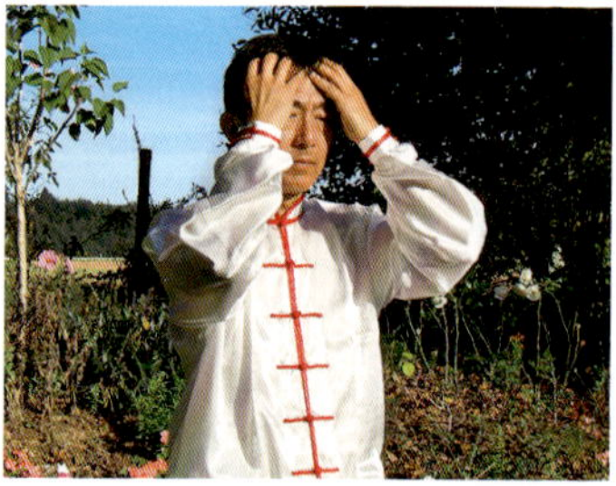
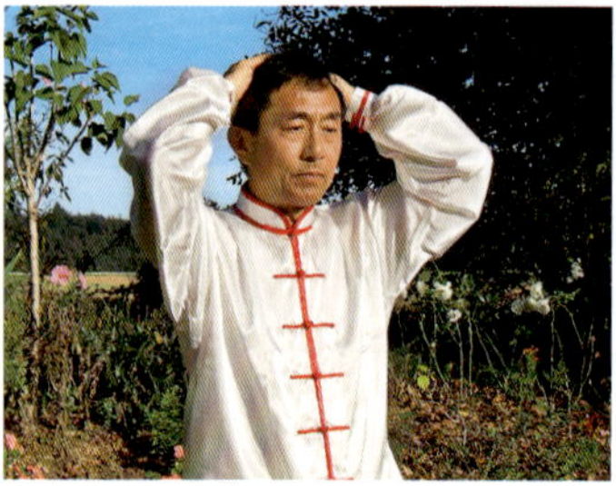
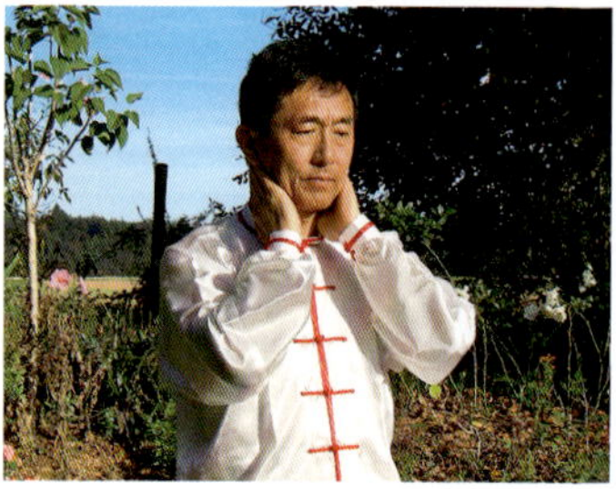

2. Methode

- Legen Sie beide Handflächen über die Augen.

- Streichen Sie dicht am Nasenrücken nach unten. Wenn die Handflächen am Mund angekommen sind, zur Seite bis zum Ohr streichen.
- Wiederholen Sie dies mindestens neunmal.

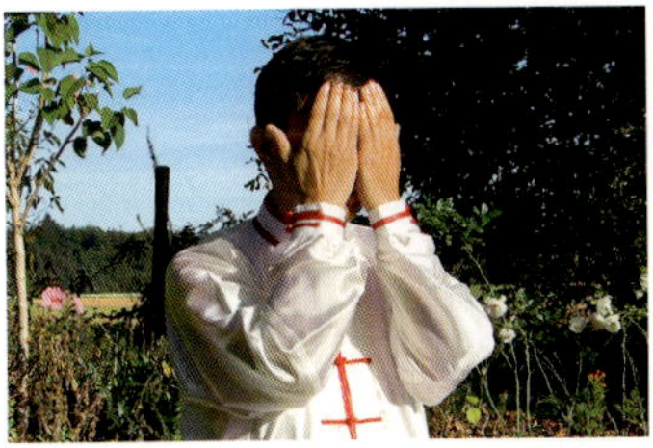

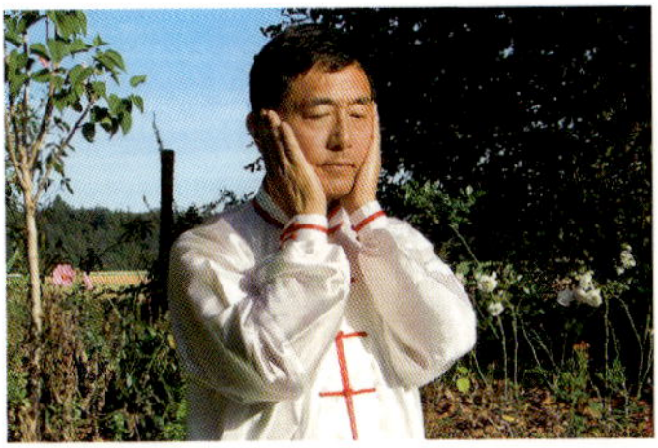

3. Methode

- Drücken Sie beide Handflächen an die Ohren.
- Ziehen Sie die Hände mit Kraft nach hinten. Anschließend klappen Sie die Ohrmuscheln mit den Händen nach vorne (die Ohren nicht festhalten).
- Wiederholen Sie dies mindestens neunmal.

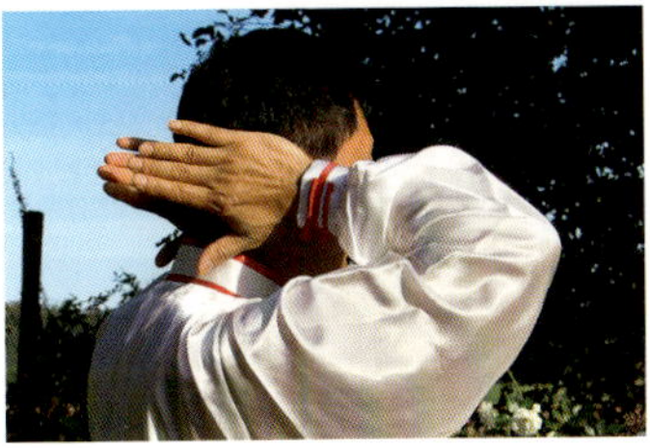

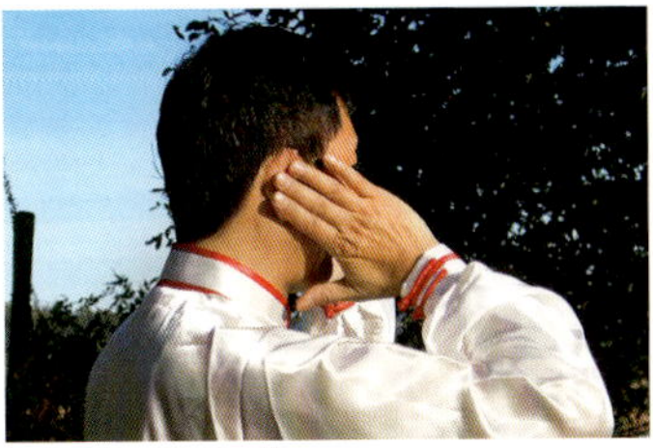

4. Methode

- Drücken Sie die Handflächen während Sie einatmen fest auf die Ohren.
- Anschließend abrupt loslassen und ausatmen.
- Wiederholen Sie dies mindestens neunmal.

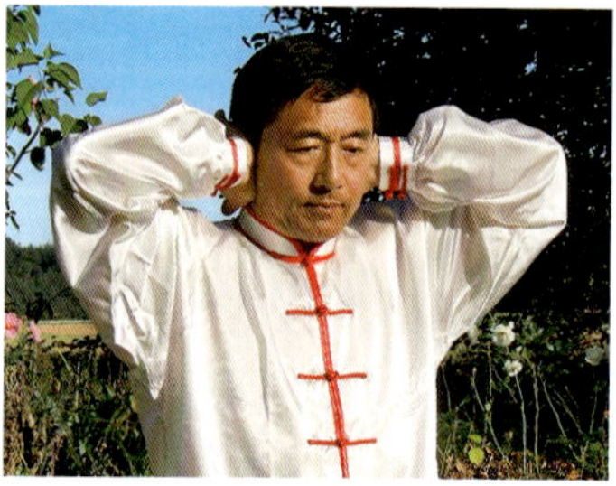
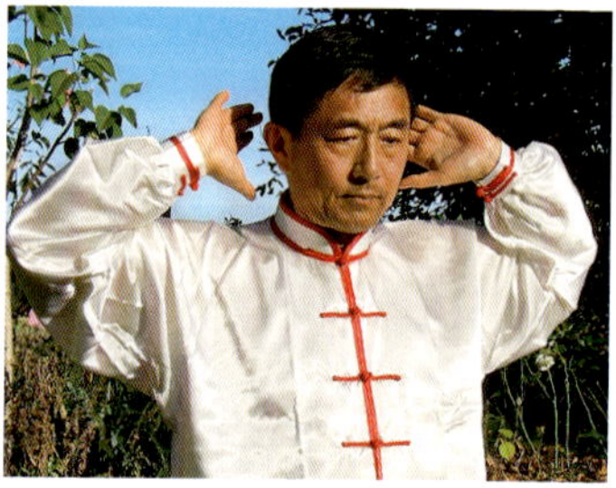

5. Methode

- Bedecken Sie mit beiden Handflächen die Ohren, die Fingerspitzen zeigen zum Hinterkopf.

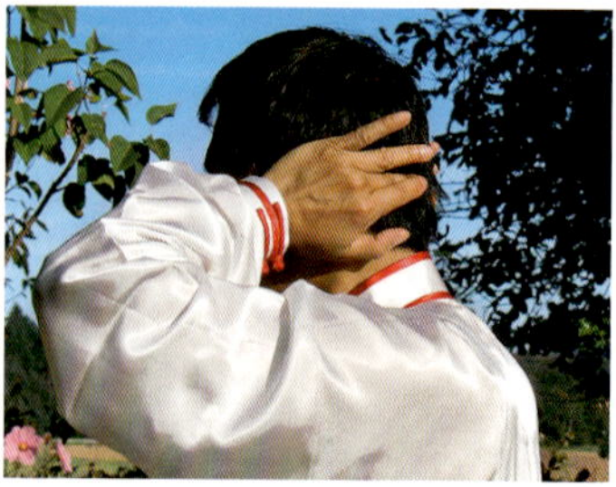
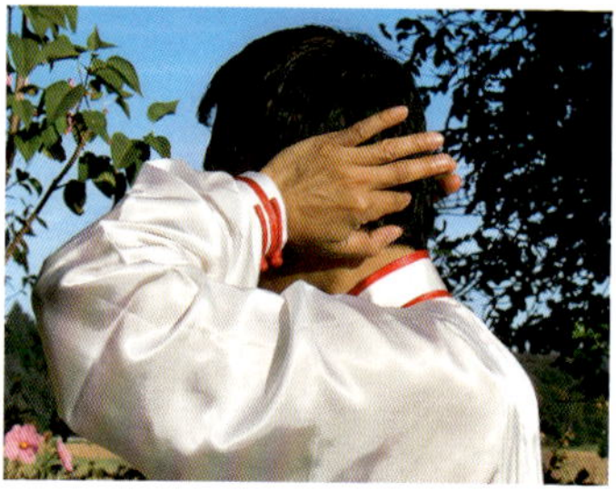

- Legen Sie die Zeigefinger auf die Mittelfinger und lassen Sie sie nun herabschnalzen. Dadurch wird der Fungze-Punkt (siehe S. 57) sanft massiert.
- Wiederholen Sie dies mindestens neunmal.

6. Methode

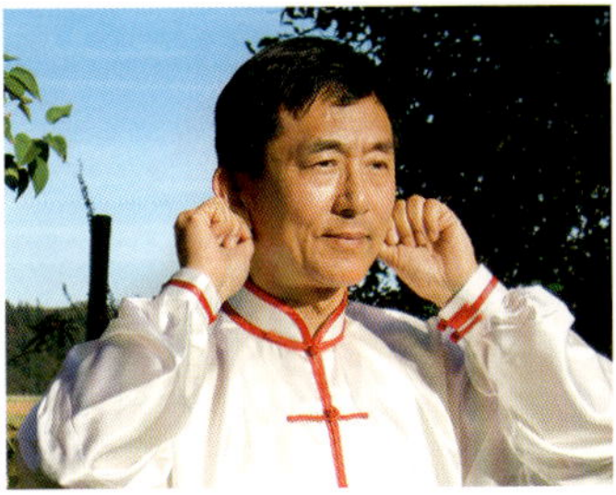

- Massieren Sie beide Ohren fest mit Daumen und Zeigefinger. Fangen Sie oben an und massieren Sie bis zum Ohrläppchen. Ziehen Sie das Ohrläppchen leicht nach unten, lassen Sie los und setzen Sie oben wieder an.
- Wiederholen Sie dies mindestens neunmal.

7. Methode

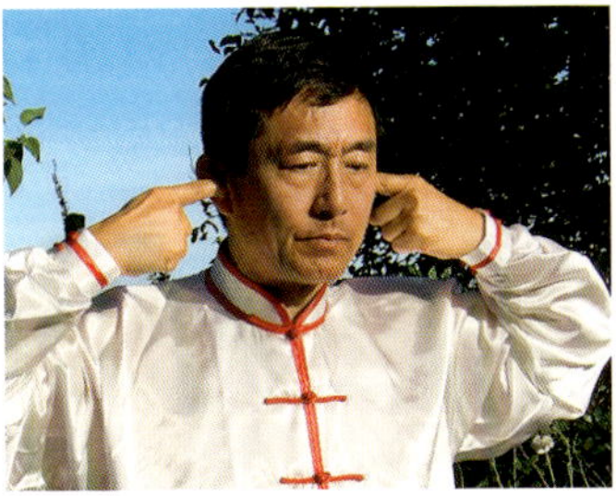

- Führen Sie die Zeigefinger in den Ohrkanal, die Fingernägel zeigen dabei nach vorne.
- Atmen Sie ein und drehen Sie die Finger um 180 Grad, sodass die Fingerkuppen nach vorne zeigen.

- Anschließend entfernen Sie die Finger in einer schnellen Bewegung und atmen dabei aus.
- Wiederholen Sie dies mindestens neunmal.

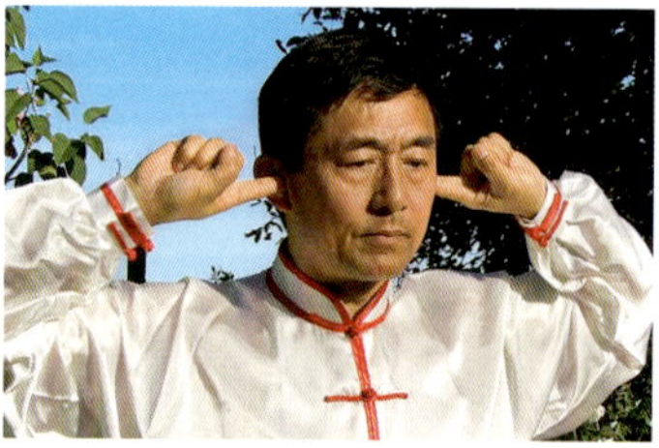

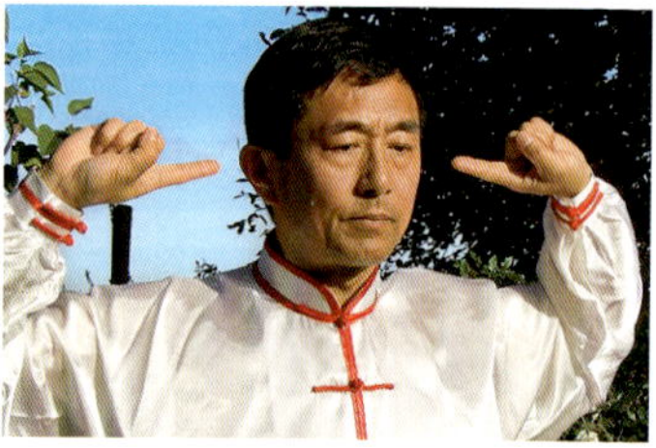

8. Methode

- Führen Sie die Zeigefinger in den Ohrkanal.
- Bewegen Sie die Finger innerhalb von fünf Sekunden zehnmal innerhalb des Ohrkanals etwas nach innen und zurück.
- Lassen Sie die Finger anschließend herausschnalzen.
- Wiederholen Sie dies mindestens neunmal.

9. Methode

- Mit Zeige- und Mittelfinger nacheinander den Tinggung-, Elmen-, Ting-Hue- und Ifung-Punkt kreisend massieren.

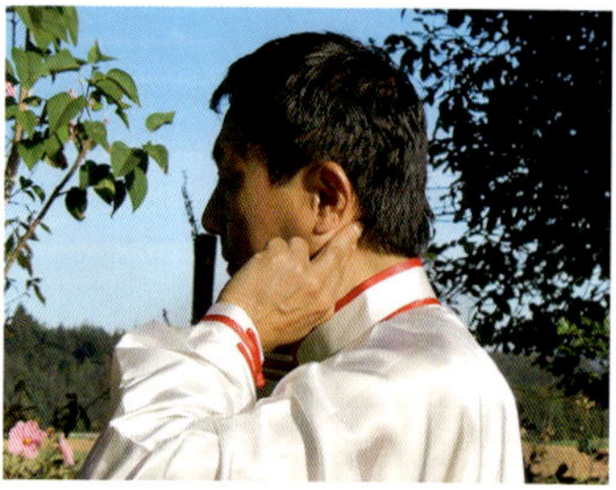

- Wiederholen Sie dies mindestens neunmal.

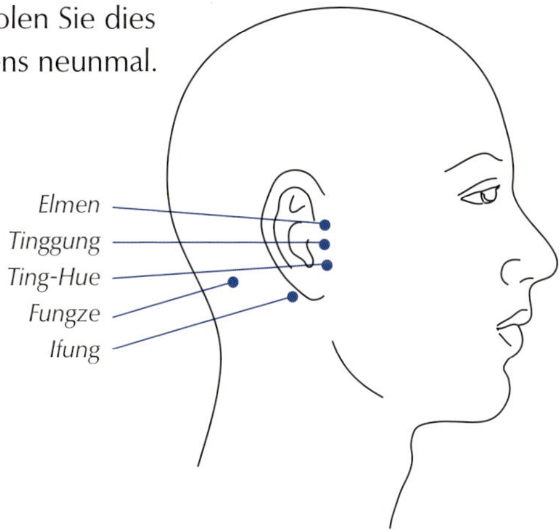

10. Methode

- Trommeln Sie mit den Fingernägeln beider Hände kreisförmig um die Ohren herum. Beginnen Sie am vorderen Ohrknorpel, trommeln Sie an dieser Stelle zehnmal, dann

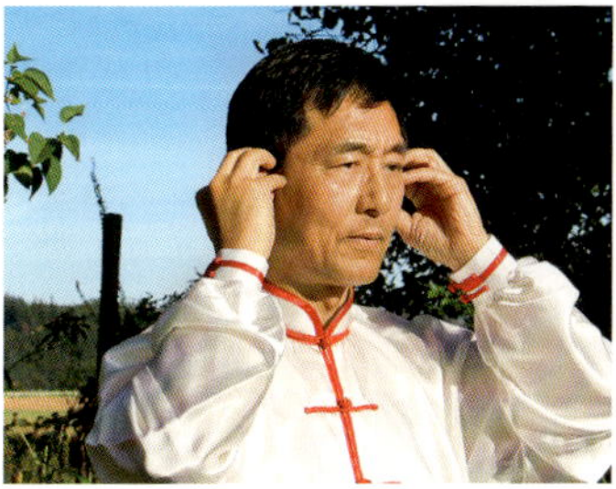

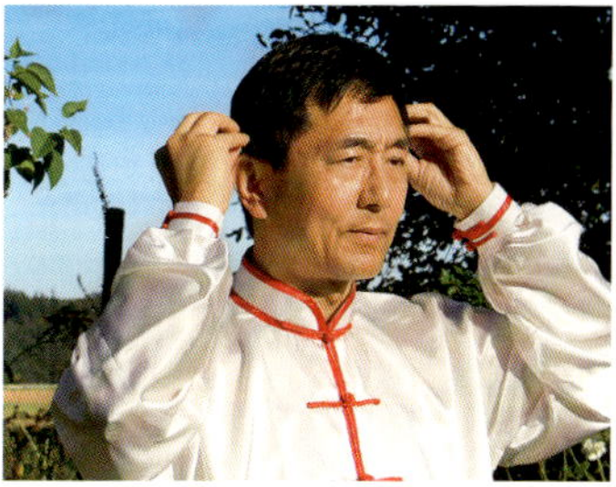

wandern Sie ein Stück im Kreis weiter und trommeln wiederum zehnmal an dieser Stelle usw.

- Wiederholen Sie dies mindestens neunmal.

11. Methode

- Bedecken Sie mit beiden Händen die Ohren. Die Handflächen sind dabei hohl, als hielten sie ein Ei.

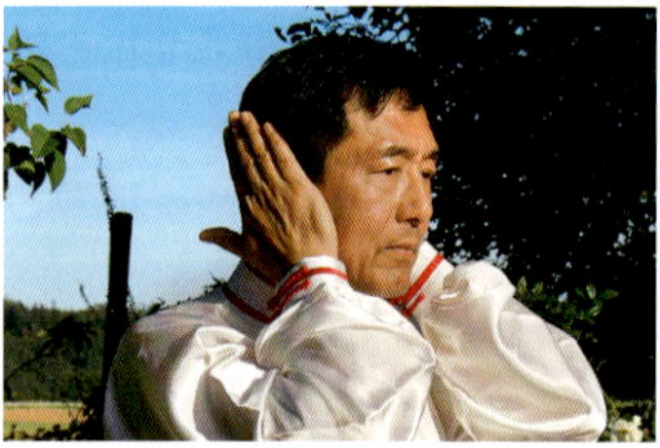

- Massieren Sie nun 36-mal mit Druck nach vorne kreisend die Ohrumgebung.
- Wiederholen Sie die Massage 36-mal nach hinten kreisend.

12. Methode

- Beißen Sie die Backenzähne im Ein-Sekunden-Takt 24-mal aufeinander.
- Verfahren Sie anschließend ebenso mit den Vorderzähnen.

13. Methode

- Lassen Sie die Zunge vor den Zähnen im Mund rechtsherum kreisen.
- Spülen Sie mit dem so gewonnenen Speichel den Mund und schlucken Sie langsam.

- Wiederholen Sie die Übung, indem Sie die Zunge linksherum kreisen lassen.
- Üben Sie dies jeweils 24-mal.

14. Methode

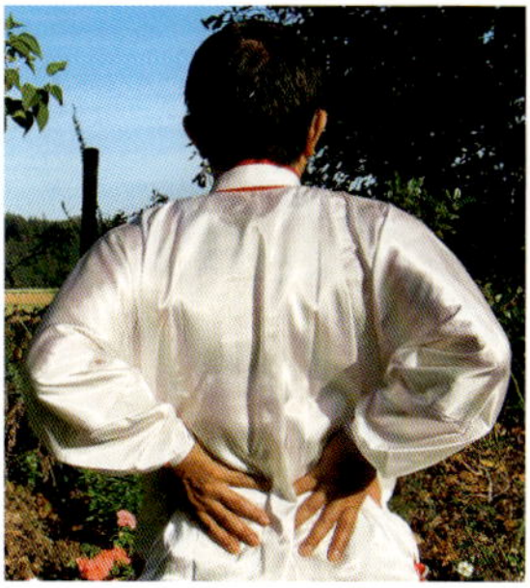

- Reiben Sie die Hände zehnmal fest aneinander.
- Legen Sie anschließend die Handflächen an die Nieren und bewegen Sie sie ruckartig auf und ab.
- Wiederholen Sie dies mindestens neunmal.

15. Methode

- Legen Sie beide Hände aufeinander unter den Bauchnabel.

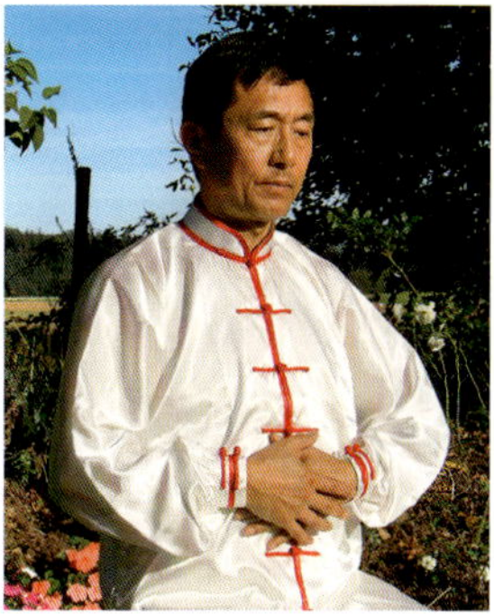

- Lassen Sie nun die Hände 24-mal auf dem unteren Bauch von links nach rechts kreisen.
- Wiederholen Sie die Bewegung anschließend 24-mal in die andere Richtung.
- Zum Abschluss die Hände auf dem unteren Dantien liegen lassen und einige Male ruhig und gleichmäßig ein- und ausatmen.

Die Autoren

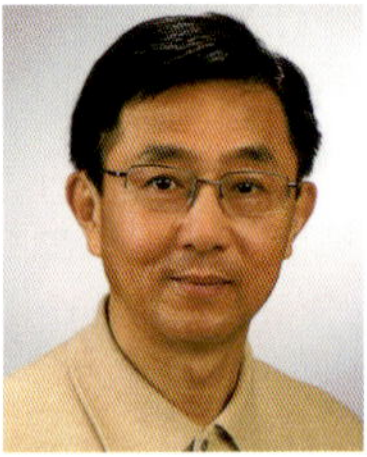

© Foto Braitsch, Trier

Wenchu Jin, geboren 1947 in Shanghai, ist Leiter des Qi-Gong-Instituts Kranich, Ausbilder für Qi Gong und Tai-Chi-Trainer. Außerdem ist er Arzt für Traditionelle Chinesische Medizin. Sein Schwerpunkt liegt auf der Behandlung chronischer Krankheiten mit Qi Gong. Er ist Vorsitzender der Forschungskommission für medizinisches Qi Gong zur Krankheitsvorbeugung und Heilung und arbeitet seit 15 Jahren als Qi-Gong-Arzt in Pforzheim, Stuttgart und Trier mit Ärzten der AOK und der Barmer Ersatzkasse zusammen.

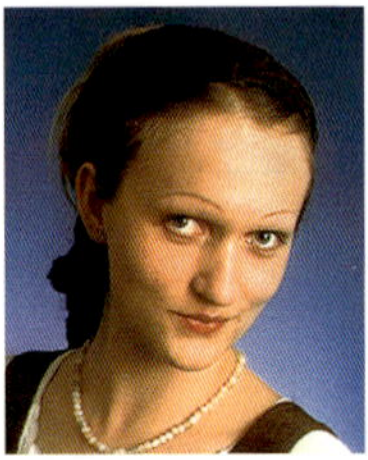

© Foto Lorch, Landau

Katharina Waibel, geboren 1977, ist Mitarbeiterin am Qi-Gong-Institut Kranich und assistiert bei Buchprojekten und Vorträgen. Sie ist Schülerin von Herrn Jin und Qi-Gong-Trainerin.

2006 ist von Wenchu Jin und Katharina Waibel das Buch „Abnehmen mit Qi Gong“ bei nymphenburger erschienen.

Weitere Informationen zu Kursen, Vorträgen und Seminaren von Wenchu Jin erhalten Sie im Internet unter www.qi-gong-institut-jin.de

金